歯と口のサイトマップ

歯

むし歯（う蝕）	▷step1, 最新版カリオロジー
形成不全	▷step3-2
酸蝕症	▷step3-3, step5-5
破折	▷step5-3

歯ぐき（歯肉）

| 歯肉炎・歯周病（歯周炎） |

▷step1, step2 ,
step4-1, step5-1

口唇、舌、口腔内全般

| 口内炎 | ▷step4-2 |
| 口腔がん | ▷step5-4 |

顎

| 顎関節症 | ▷step4-3 |

口

| 口臭 | ▷step3-1 |

- 中切歯
- 側切歯
- 犬歯
- 第1小臼歯
- 第2小臼歯
- 第1大臼歯
- 第2大臼歯
- 第3大臼歯

- 第3大臼歯
- 第2大臼歯
- 第1大臼歯
- 第2小臼歯
- 第1小臼歯
- 犬歯
- 側切歯
- 中切歯

歯の断面図

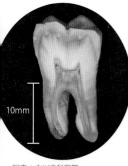

10mm

写真：中川歯科医院
「歯の構造、虫歯の実際」
http://www.nct9.ne.jp/na
kagawasika/CCP025.html
（参照 2023-03-28）より

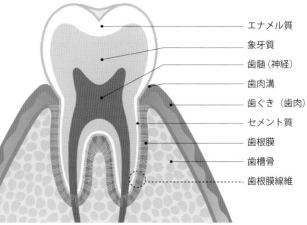

- エナメル質
- 象牙質
- 歯髄（神経）
- 歯肉溝
- 歯ぐき（歯肉）
- セメント質
- 歯根膜
- 歯槽骨
- 歯根膜線維

歯のクローズアップ図鑑

写真：ほりぐち歯科

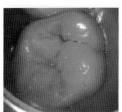

咬合面CO
溝が黒や茶に着色し、エナメル質が傷み始めている。

▷p.38

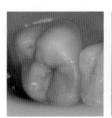 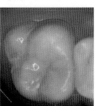 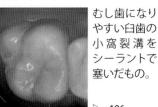

シーラント前　　シーラント後

むし歯になりやすい臼歯の小窩裂溝をシーラントで塞いだもの。

▷p.196

形成不全

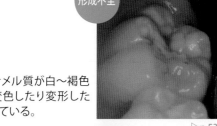

エナメル質が白〜褐色に変色したり変形したりしている。

▷p.53

形成不全

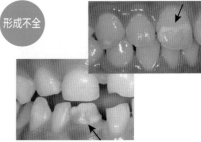

▷p.53

むし歯

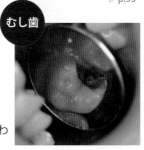

むし歯は、"穴"がじわじわ広がっていく。

▷p.53,149

むし歯

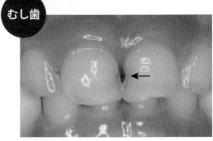

▷p.53,149

酸蝕症

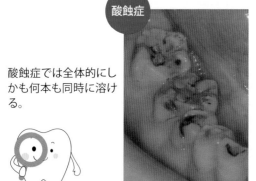

酸蝕症では全体的にしかも何本も同時に溶ける。

▷p.149

むし歯

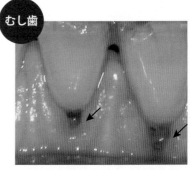

中高年世代によく見られる、むき出しになった歯根にできたむし歯。

▷p.189

顎関節症 改善マッサージ

顎や歯に負担をかけないためのマッサージ＆ストレッチ

顎関節症 ▷p.83

首から肩にかけてのストレッチ

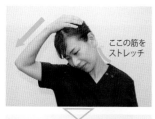
ここの筋をストレッチ

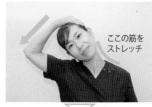
ここの筋をストレッチ

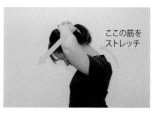
ここの筋をストレッチ

両手を組んで頭の後ろに置き、ゆっくり前に倒す。

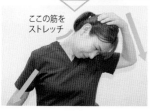
ここの筋をストレッチ

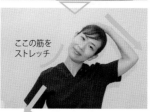
ここの筋をストレッチ

鼻をわきの下に近づけるように、手で頭をゆっくりと傾ける。反対側の手は斜め後ろへ伸ばす。

耳を肩に近づけるように、手で頭をゆっくりと傾ける。反対側の手は伸ばす。

マッサージやストレッチの効果をさらに高めるために、以下も参考にしてください。
・入浴中や風呂上がりなど体が温まっている時に行う。
・肩の力を抜いて、ゆっくり呼吸しながら行う。
・毎日続けて行う。

こめかみ（側頭筋）のマッサージ

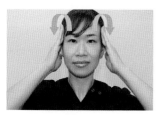
指の腹で500円玉大の円を描くようにマッサージ。

顎（咬筋）のマッサージ

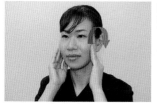
指先で50円玉大の円を描くようにマッサージ。

口が開きづらい時に行うストレッチ

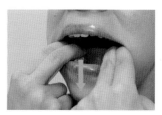
口を開けるストレッチ。人差し指と中指2本で奥歯をゆっくりと下に押す。

顎関節への負担が少なく、痛い時でもストレッチしやすい。

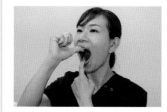
唾液が指に付きにくい開口ストレッチ。顎に痛みがある時には行わない。

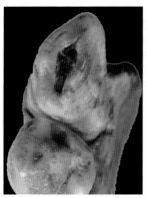

◀新石器時代の人間の歯の詰め物としての蜜蝋

新石器時代（6500年前）　トリエステ自然史博物館蔵

蜜蝋（ビーワックス）はミツバチが巣を作るために分泌する物質。長期間変質しないため、6500年経過してもリアルに見える。
▷p.204

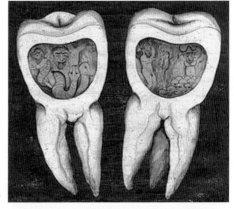

歯の虫 "tooth worm"▶

18世紀のオスマントルコ語のデンタル ブックからの手書きのページ

昔の人は、歯の中に虫や悪魔がいると考えていた。
▷p.203

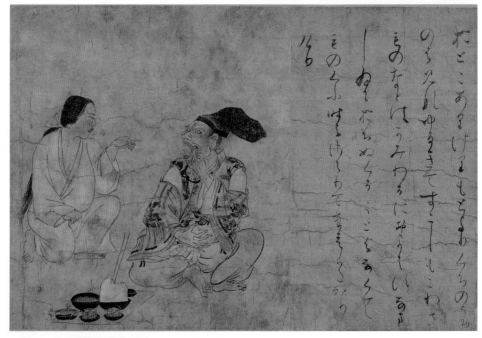

病草紙　歯槽膿漏の男（国宝）　平安時代後期（12世紀）　京都国立博物館蔵

歯槽膿漏とは歯周病のこと。なんと、国宝級の歯科疾患！ この絵が描かれた時代から900年が過ぎようとしているが、診療風景はあまり変わらないように見える。
▷p.30

ようこそ！
みんなの歯科
ほけん室

堀口尚司＋三上ゆう子

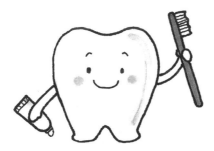

はじめに

　健康って私たちひとりひとりが持っている"アイテム"（ゲームで使用する武器）のようなものです。たまたま強いものを持つ人もいるし、弱い人もいます。せっかく強いものを持って生まれても、何かのきっかけで弱まることもあります。

　さて、この本はいつでも気軽に立ち寄ってもらえる「歯と口の保健室」です。歯や口に関する健康情報をいろいろと取りそろえてあります。この保健室でしばらくお過ごしになると、みなさまの大切なアイテム・お口の健康をパワーアップできることと思います。お口の健康に自信のある方は、それをできるだけキープするために、このアイテムが弱い人・弱くなりそうな人は最大限パワーアップできるように、ぜひ訪れてほしい保健室なのです。

　なお本書は、歯科保存修復学の堀口と地域歯科保健学の三上という東京医科歯科大学歯学部なかよし同級生コンビで書き上げました。

2023 年 10 月　三上ゆう子

※本書に記載の歯科情報は 2022 年 12 月現在公開されている統計や論文を根拠として紹介しています。また、医療に関する情報は随時変わっていくことを予めお伝えしておきます。

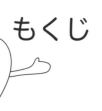

もくじ

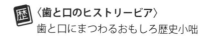
〈歯と口のヒストリービア〉
歯と口にまつわるおもしろ歴史小咄

はじめに

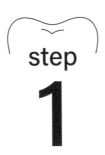

step
1

乳幼児の保護者
および
妊婦のみなさんへ

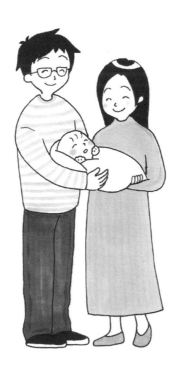

※本文中に記載の子どもの年齢と発達については個人差があります。
記載の発達段階はあくまでも標準的なものに過ぎません。

1-① 子育てが楽しくなる
お手伝いを

▌歯科医院は子どものための健康情報を発信中

　最初に一番大切なことをお伝えします。この章を最後まで読んでくだされば私たちの言いたいことを最大限伝えることができますが、途中で読むのをやめてしまう方もいることでしょう（そうならないように最善を尽くします）。だから声を大にして、というかフォントを大きくするつもりでお伝えします。

日本で小さな子どもを育てているママたちに、
子どもと一緒にいることを何より楽しんでほしい。

　子どもと楽しく遊んでいるうちに一日が終わってしまったら、とても幸せだと思いませんか？　けれども現状では、ママが子どもと一緒に楽しく過ごしている時間は１日あたり 10 分くらい。１週間の中で「１時間あるかないか」だと思います。１年間を通してみてもやっと「楽しかったことをいくつか」思い出せるかどうかです。子育てはもっと楽しいはずなのに、なぜママたちには楽しめる時間がほとんどないのでしょう。家事や雑用があまりにも多すぎるからです。掃除、ゴミ出し、洗濯、そして食事作り。日本で子育て中の多くのママは、毎日いくつもの作業を同時並行でこなしています。しかも、それぞれの作業にある程度のスキルを求められます。おいしい食事、ぬめっとして

いない風呂、無臭のトイレ。これでは子どもとの時間を楽しめるはずがありません。それともまさか、子どもと遊びたいママは、家事もこなすために、睡眠時間を2、3時間にまで削るべきなのでしょうか。

　オリンピックの種目に近代五種競技という種目があります。1人の選手が射撃・フェンシング・水泳・馬術・ランニングの5種目を次々とこなしていく競技です。それぞれの種目をマスターするだけでも大変なのに、5種目を一度にやるんです。日本のママは毎日、近代五種競技をやりながら子どもを育てているようなものです。本当にこれが現状です。

　ママにはとにかく子どもともっと遊んで、しっかり睡眠時間を確保してほしい。家事や雑用は"たまたま余った時間でする"くらいであれば、どんなにハッピーなママでいられることでしょう。そのために国や自治体は、小さい子どもを持つ家庭への家事ボランティアの派遣などの支援をもっと広げられるはずです。

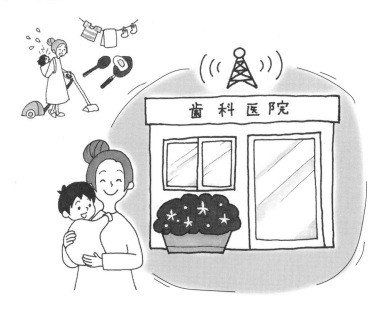

さて、歯科医療機関は、ママが子どもと楽しく過ごせるためのお手伝いをする場所です。子どもの良い歯を育てることを、ママに「おもしろい！」って思ってもらえるように、健康情報を発信している基地なのです。

子どものむし歯予防は妊娠中から始められます

子どものむし歯予防は生まれる前、ママのお腹の中にいる時から始まっています。子どもの口に定着しているミュータンス菌（むし歯の原因菌のうちのひとつ）は、いったいどこからやってくるのでしょう。子どもと一緒に生活している人たちの口からはるばるとやってきます。今までの研究によると、母親と子どもの口腔内にいるミュータンス菌のDNAは一致することが多いと報告されています。同じ屋根の下にいろんな人がいたとしても、多くの家庭では母親と子どもの密着度が圧倒的に高いからです。もし母親の口の中に治療していないむ

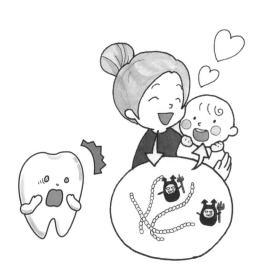

し歯（う蝕）があれば、口腔内にはたちの悪い菌がたくさん住んでいることになります。むし歯があっても治療してあれば、たちの悪い菌は少なくなります。子どもの口にできるだけミュータンス菌を感染させないためには、

ママだけでなく、パパもほかの同居家族もみんな、赤ちゃんが生まれる前にむし歯の治療を済ませておきたいものです。

歯が生えてきたら歯科にデビュー

赤ちゃんが生後 6 か月頃になると下の前歯が生えてきます。赤ちゃんの口の中に歯が見えてきたら、歯科医院にデビューしてみませんか？ 歯科ではむし歯予防を中心としたお話をします[1]。生えてきた歯にはフッ化物を塗ってみましょう。フッ化物は、むし歯予防にとても効果があります。歯科医院で歯に塗るフッ化物や、家庭で使うフッ化物配合の歯みがき剤などいろいろなタイプのものを使っていきます。なお、家庭で使うフッ化物配合歯みがき剤は、子どもの年齢によって使用する量を調整します。

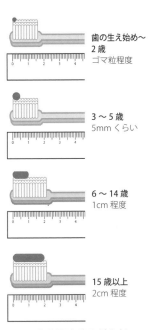

歯の生え始め〜
2 歳
ゴマ粒程度

3 〜 5 歳
5mm くらい

6 〜 14 歳
1cm 程度

15 歳以上
2cm 程度

フッ化物配合歯みがき剤の
年齢別適切な量

1）むし歯予防について：p.189 〜 197「最新版カリオロジー」参照

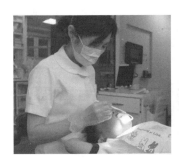

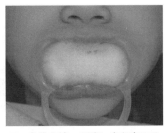

フッ化物を塗って強い歯を育てる

卒乳のベストタイミングについては
専門家によってアドバイスが違うことも

　授乳や卒乳の支援には、産科・小児科・市町村保健センター・保育施設など多くの機関と、医師、助産師、管理栄養士などさまざまな保健医療従事者が関わっています。なので卒乳のベストなタイミングについては、他の専門家と歯科で違う指導があるかもしれません。歯科としての理想を言わせてもらえば、1歳のお誕生日が過ぎた頃に卒乳の準備を始めてほしい。1歳を過ぎたらもう乳児ではなく幼児ですから、母乳や哺乳びんに多くを頼らなくても栄養をとることができると考えられます。日本では、1歳6か月児に対して法定健診を実施します。文字通り法律で決まっている、受診率なんと95%を超える健康診断です。この健診で、歯科衛生士・歯科医は赤ちゃんが卒乳しているかどうかを保護者に確認します。もし卒乳がまだであればママには卒乳の準備を勧めます。なぜなら、歯科的には低年齢児のむし歯は卒乳の遅れと関係していることがあるからです。

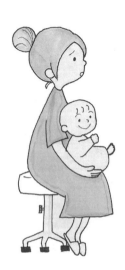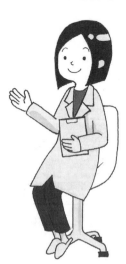

　一方、他の専門家から「子どもがおっぱいを欲しがるならいくつになっても母乳をあげましょう」との指導が行われることもあります。母

乳育児には子どもへの虐待を防ぐ効果があることが報告されているからです。今の日本の子育てにおいていちばん重要な課題のひとつは間違いなく虐待の防止です。虐待は子どもの生命に危機を及ぼすので、予防できる方法は何だってやってみるべきです。

ハイリスクな赤ちゃんへは オーダーメイド型むし歯予防プログラム

　卒乳が遅れたことで赤ちゃんにむし歯ができたら、それはそれでママのストレスを増やすことになります。そこで、1歳6か月児の健診で卒乳が遅れそうな赤ちゃんがいたら、オーダーメイドでむし歯予防プログラムを作成すればいいと思います。歯科ではその赤ちゃんのためだけのプログラムを作成して、卒乳を見届けるまで関わっていくのです。「卒乳が遅れるとむし歯になりやすいから歯みがきしてくださいね」などの健診会場でのその場だけの指導では不十分だと思います。歯科医が初めて会うママと赤ちゃんに「歯みがきをがんばろう」とちょこっと言葉をかけただけでは、ハイリスクな子どものむし歯予防はできません。歯科が継続して関わることでむし歯予防の効果が出ると思います。

　もし卒乳のタイミングが遅れそうなのに、健診会場で「歯みがきをがんばってね」としか言われなかったとしたら…。お近くの歯科医院に行って、赤ちゃんのむし歯予防計画について歯科衛生士や歯科医に相談してみませんか？低年齢の子どものむし歯治療は、ある程度成長した子どもや大人に比べて本当に苦労します。しかも低年齢でむし歯ができると、治療しても新たなむし歯ができやすいのです。子どもの

むし歯は、治療するより予防する方が私たちもママもずっと楽なのです。

「お楽しみ」はスプーンやコップで飲ませたい

哺乳びんは赤ちゃんがミルクを飲むためのものです。哺乳びんで
ジュースや果汁を飲んでいるとむし歯を作るきっかけになることがあ
ります。月齢が6か月頃になると離乳食が始まって、赤ちゃんがミ
ルク以外のものを食べたり飲んだりするようになります。赤ちゃんに
ジュースや果汁を与えたいママもいることでしょう。そんな時に哺乳
びんにジュースや果汁を入れて飲む習慣にしないことは、むし歯予防
になります。哺乳びんからは果汁のような「とてもおいしい」ものは
出てこないはずなのです。赤ちゃんがおいしい果汁を飲みたいなと
思ったら、がんばってスプーンで飲むしかないのです。もっと月齢が
進めばコップでも飲むことができるようになるでしょう。

スーパーなどの赤ちゃん用品コーナーに行くと、哺乳びんで飲ませ
るための専用のジュースや果汁が販売されています。それをわざわざ
買うことはありません。果汁を赤ちゃんに与えたい時は、スプーンで
飲ませます。哺乳びんからはミルクとか水しか出てこないのです。そ
して赤ちゃんは決してママに「哺
乳びんに果汁を入れてくれる?」
と頼んではこないのです。ただし
発熱した時など、看護師や小児科
医から哺乳びんでミルク・お茶以
外の飲料を飲ませる指示があった
際にはそれに従ってください。

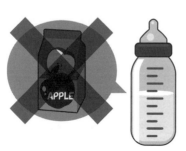

ジュースや果汁は歯科的には×

離乳食・幼児食の注意点

　乳幼児が食べるものに関する注意点を知っておきましょう。「初め
て与える食材は１つにして、平日の日中に与える」など、一般社団法
人 佐久医師会主宰のウェブサイト「教えて！ドクター　こどもの病
気とおうちケア」がとても分かりやすく、コンパクトにまとまってい
ます。ウェブサイトだけでなく、Ｘ（旧 Twitter）でもママたちに読
まれているようです。食中毒などを防ぐために、パパや他のご家族に
も知っておいてほしい内容です。

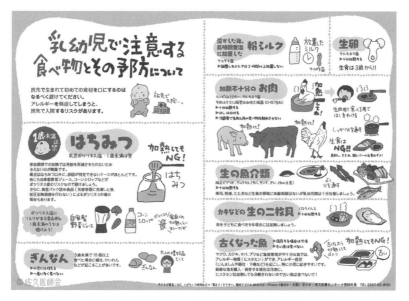

『教えて！ドクター　こどもの病気とおうちケア』
はちみつ、刺身、生卵など NG 食品を紹介。

一般社団法人 長野県佐久医師会　2017-2023 教えて！ドクター「配布フライヤー・冊子 PDF」　https://oshiete-dr.net/pdf/home_care2021.pdf（参照 2023-03-28）

coffee break

離乳食・幼児食作りにヘトヘトなママへ

離乳食作りにはいろいろとルールがあります。育児雑誌の「離乳食の進め方」のページを開いて、たとえば"歯ぐきでつぶせる固さ"なんて説明されても、赤ちゃんがいったいどれくらいのものなら歯ぐきでつぶせるかなんて分かりません。離乳食作りに困ったら、市販されているベビーフードを参考にしてみましょう。市販品には赤ちゃんの月齢に応じた製品があります。離乳食に NG な食材は入っていないし、滅菌も完璧。手作り離乳食は、そのベビーフードと同じような柔らかさ・味加減にすればいいのです。最近は、離乳食・幼児食専門の宅配サービスも充実しています。食事の準備って、食材の買い出しとかキッチンでの調理とか、時間も手間も両方かかります。赤ちゃんと長時間二人っきりで過ごした経験がない人は「簡単な調理であれば、5 分や 10 分あればできるはず」と考えてしまいます。でも 10 分間赤ちゃんの泣き声を聞きながら作業をするって、猛烈なストレスです。ママがキッチンにいる時間をできるだけ短くするために、宅配サービスのような外注を使ってみませんか？調理に時間を取られるよりも、ママには子どもと遊んだり一緒に昼寝したりしてほしいと思います。

3 歳を過ぎたら子どもに向き合って むし歯予防の話をしたい

　3 歳になったら簡単なコミュニケーションができるようになります。初めて英語を学習した時のことを思い出してください。中学生がある程度がんばって英語を勉強すると、1 年生の終わり頃には単純なやり取りであれば英語でできるようになります。たとえば「郵便局はどこですか？」「郵便局はバス停の前にあります」…3 歳児の日本語の理解力はちょうどどこのくらいです。ママと離れて幼稚園への登園も

始まることでしょう。だから、3歳を過ぎた子どもには、歯科医療者は直接話ができるのです。治療内容やむし歯の予防について、子どもの分かる言葉で子どもに向き合って話したいと思います。

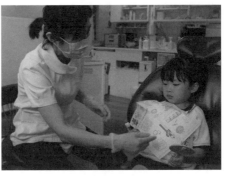

今日は歯みがきのレッスンです

子どもが歯科のユニットにぽつんと座っていて、歯科衛生士や歯科医が親とだけ話をしているのは残念な光景だなあと思うのです。

　歯科治療は初めて、という子どもへ歯科医療者がどのように対応するのか2つ説明します。まずTSD（Tell Show Do）法について。実際の治療の前に、治療の内容について子どもに説明します（Tell）。治療に使う器具を見せます（Show）。そして実際に治療を始める（Do）とステップを踏んでいく方法です。次にモデリング法。他の子どもが治療を受けている様子を見せます。そして「あなたも同じようにやってみましょう」と声をかける方法です。

　もちろん3歳というのはあくまでも目安の年齢です。歯科医療者は、子どもの発達に寄り添い適切な言葉がけをしています。

" むし歯になりやすい " おやつの食べ方と " なりにくい " 食べ方

　むし歯ができて歯科医院を受診する子どもたちと保護者には、必ず毎日の食生活についてたずねます。すると「おやつをよく食べるので

すが、すぐに歯をみがかせているのでむし歯にはならないはずです」
とお答えになる人がいます。しかしながら歯みがきをしただけでむし
歯にならないという科学的な証明は、実はありません。一生懸命歯を
みがいたらむし歯にならないのではないか？と歯科医療者だって長
年研究を重ねてきましたが、その証明はできないのです。どんなに歯
をみがいてみても砂糖を含む食品を食べると、食べ方によってはむし
歯が発生します。

　むし歯のリスクを下げる、つまりむし歯になりにくい食べ方は「菓
子・ジュースはまとめて一度に食べる」です。一度に食べるのであれ
ば、量はあまり関係ありません。ここにチョコレートが4粒あると
します。おやつタイムに全部食べてしまえばリスクは低い。ところが
1粒ずつ午後2時、3時、4時、そして夕食後に、と4回に分けて
食べるとむし歯のリスクはとても高くなります。皿に山盛りのおやつ
であってもチョコレート1粒でも、一度に食べ切るのであればむし歯
のリスクは同じ程度です。たった1粒のチョコであっても4つに割っ
て4回に分けて食べると、むし歯のリスクは上がります[2]。

2）むし歯になりやすい食べ方、なりにくい食べ方：p.194 ～ 195「最新版カリオ
　　ロジー」参照

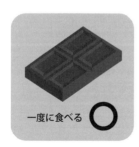

一度に食べる ○

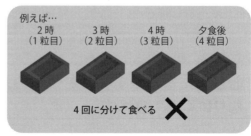

例えば…
2時　　　3時　　　4時　　　夕食後
（1粒目）（2粒目）（3粒目）（4粒目）

4回に分けて食べる ✕

coffee break

里親に引き取られたらむし歯が増えた！
ホープウッドハウスの子どもたち

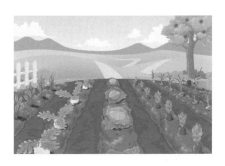

　オーストラリアのニューサウスウェールズ州に富豪のホープウッド氏（Hopewood）が建てたホープウッドハウスという施設があります。1940年代半ばより、ホープウッドハウスでは未婚の母親から生まれた赤ちゃんを引き取って育てていました。日本の保育施設では手作り食が好まれます。ホープウッドハウスにおいても、食事はおやつにいたるまで施設内の牧場や農園で採れたものを使用した完全な手作りでした（ラクト・ベジタリアンというそうです）。小さい子どもを牧場や農園のある環境で育てられるなんて羨ましい気もします。

　さて、オーストラリア政府の方針によりホープウッドハウスの子どもたちは13歳になると里親、つまり一般家庭へ引き取られていきました。当時のオーストラリアの一般家庭では、ソフトドリンクもスナック菓子も今よりずっとゆるーく与えられていて、子どもたちはみんな小さいころから何本もむし歯がありました。

　一方、ホープウッドハウスで暮らしていた13歳までの子どもたちにはむし歯はほとんどできませんでした。ですが里親へ引き取られた直後からむし歯が突然増え始めます。そして、その子たちが成人するころには、残念ながらオーストラリアの同年代の人と同じ程度のむし歯ができていました。施設を出て一般家庭での生活を始めて大きく変化したのは食べ物です。ソフトドリンクや菓子を自由に口にすることができるようになり、むし歯のリスクが上がったのです。

step 1-❷ 妊産婦の口腔、または歯科のトラブル

妊娠と歯周病

妊娠性歯肉炎

　歯周病は、女性ホルモンのひとつであるエストロゲン（卵胞ホルモン）と深い関係があります。口腔と卵巣？ずいぶんと離れたところにある2つの器官なのに不思議です。しかもまったく違う働きをする臓器なのに。実は、エストロゲンは歯周病菌にとっておいしい栄養なのです。エストロゲンが活発に分泌されている期間、歯周病菌の前に次々とごちそうが並べられている状態になっています。そりゃあ歯周病は悪化します。初潮を迎えた女性は誰でも定期的にエストロゲンが放出されるため、それに伴って歯周病菌も活発になり、口腔内のわずかな変化を

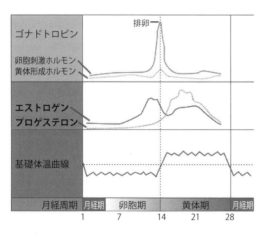

卵巣周期と子宮周期

厚生労働省　e-ヘルスネット「女性の睡眠障害」　https://www.e-healthnet.mhlw.go.jp/information/heart/k-02-005.html（参照 2023-03-28）

感じ取る人もいます。たとえば「ときどき歯ぐき（歯肉）が何となくむずがゆくなるんです。しばらくすると元に戻ります」という風に。

　女性が妊娠すると、エストロゲンは普段の月経期間に比べて大量に放出されます。歯周病菌にしてみれば、連日ごちそうが山のように目の前に提供されるわけで、妊娠による歯周炎が起きます。だから、たとえ若い妊婦さんであっても、歯周病の予防やケアを始めましょう。妊娠による歯周病が起きていても、多くは症状が全然ないか、口の中のちょっとした違和感くらいです。中には、突然歯ぐきから出血したり、歯ぐきにピリピリとした痛みを感じたりする人もいます。…それは私です！妊娠中、ある朝起きてみると枕カバーに血が点々と付着していました。あわてて洗面所で鏡を見ると前歯部の歯肉溝 [3] より数か所出血していて、歯ぐきに痛みもありました。

3) 歯肉溝：カラー口絵「歯と口のサイトマップ」参照

赤ちゃんの発育を邪魔する歯周病菌

　うっかり歯周病のケアをしないでいると、お腹の赤ちゃんにも悪い影響が出るかもしれません。歯周病菌が活発になると歯肉炎という炎症が起こります。炎症があると、プロスタグランジンというホルモンが体内に放出されます。プロスタグランジンには子宮をギュッと収縮させる作用があります。赤ちゃんは子宮の中で、のんび〜りまった〜り過ごしてもらい、好きなだけ大きく成長してほしい。子宮がちょいちょい収縮すれば、中の赤ちゃんは成長したくてもできません。赤ちゃん自身の体重を増やせないし、居心地が悪くて早産になることもあります。プロスタグランジンをうっかり出さないようにするためには、口腔に炎症があってはいけないのです。妊娠している期間こそ歯科医

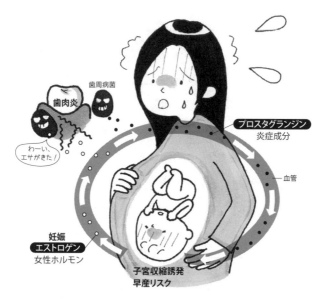

エストロゲンが増加している期間は歯周病菌が暴れやすい

院へ来てほしい。そして専用の器具でクリーニングしたり、歯周病菌の働きをできるだけ封じ込めるような歯みがき方法を練習したりしましょう。

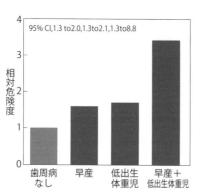

**妊婦に歯周病があると
早産・低出生体重児のリスクが上がる**

Daalderop LA,et al. Periodontal Disease and Pregnancy Outcomes: Overview of Systematic Reviews. *JDR Clinical and Translational Research.* Jan;3(1):10-27,2018.

ところでプロスタグランジンは、赤ちゃんが生まれてくる瞬間にはとても重要な働きをします。プロスタグランジンが大量に放出されることで子宮が一気に収縮し、赤ちゃんが子宮から滑り出るのです。出産の瞬間が近づくまでは、プロスタグランジンが出てこないように閉じ込めておきたいものです。

歯みがき & フロスで妊娠高血圧腎症を減らせるかも

妊娠中の体調管理で大切なことの一つは血圧です。妊婦さんは血圧が突然高くなることがあるのです（妊娠高血圧症候群）。現在のところ、血圧が上がる原因はよく分かっていません。血圧が上がるだけでなく「妊娠高血圧腎症」「子癇（しかん）」になると命の危険さえあります。妊娠高血圧腎症とは、高血圧に加えて過剰な尿タンパク（尿に多量のタンパク質が溶け込んでいる）が起きている状態です。胎盤剝離や早産の原因になるし、新生児にトラブルが起こることもあります。子癇とは、妊娠高血圧腎症の妊婦さんが、他に原因がないのに痙攣発作を起こすこと。すぐに治療を始めないと死に至ることもあります。

妊娠高血圧腎症は、日本では妊婦さん約 20 人に 1 人の割合で起こります。とんでもなく珍しい、とか滅多に起きない、なんて思えません。誰にだってリスクがあるのです。またさらに深刻な症状である子癇は、妊娠高血圧腎症の妊婦 200 人あたり 1 人程度に発症します。

近年、妊娠高血圧腎症の発症に歯周病菌が関係しているのではと疑われています。アメリカではすでに、妊婦さん向けの情報には「2 回の歯みがきと 1 回のフロスを毎日のルーティンに」とあります。歯周病菌は歯ブラシの毛先が届きにくい歯肉縁下に住んでいるので、フロスも使って縁下まできれいにしましょう、というメッセージです。日本国内でも妊婦の高血圧症候群と歯周病菌の調査が行われ

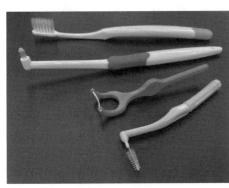

いろいろな清掃器具を使い分けて菌を追い出す

ました。妊娠高血圧症候群を発症した日本人の妊婦には、歯肉縁下の歯周病菌が有意に多かった（多いという証拠が示された）とのことです。しかし歯周病と出産の研究はまだ不十分です。

　妊娠が分かったら、まずは毎日の歯みがきを見直したいものです。普段はフロスを使わない人も、妊娠をきっかけに使ってみませんか？歯みがきを見直すだけで母体と赤ちゃんの健康に繋がるんです。歯肉縁下をきれいにするという歯周病予防のための歯みがき法は、多くは中高年世代が行います。たいていの妊婦さんは若いので、そんな歯みがき法を教えてもらう経験はなかったことでしょう。ですから歯科医療機関で個別に歯肉縁下をきれいにするトレーニングを受けてほしいと強く思います。

女性の人生で最も幸せな期間は、
人生で最もむし歯になりやすい期間

　歯周病だけでなく、妊娠から産後しばらくの間、母体の口腔内はトラブルが起きやすくなります。

　まずはむし歯です。むし歯は、歯が酸によって溶かされる症状です。妊娠期間中は、食事の回数が増えたり食の好みが変化したりすると知られています。食事の回数が増えれば増えるほど、むし歯の原因菌に何度も栄養を与えることになるので、細菌は張り切って酸を産生します。食の好みが変わったとしても、たとえばトマトとかキュウリばかり食べたくなるのであれば、歯科的には安全です。しかしチョコレートがやたらと欲しくなる妊婦さんもいます。チョコレートに限らず甘い物を食べたくなるのであれば、むし歯のリスクは上がります。

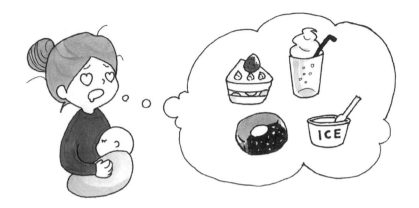

　また、妊娠中のつわりは胸がむかむかする程度から嘔吐を繰り返す重症まであります。むかむかしている間、口の中には酸が充満しています。嘔吐物にも酸が含まれます。この酸は細菌が産生しているのではありませんが、歯を脱灰させる（弱らせる）ことに変わりはありません。つわりを感じている期間、口の中は酸性に傾いているので歯の表面は絶えず弱っているのです。

　出産すればたいてい、食の好みは妊娠前に戻りますが、続いて母乳です。母乳育児をする場合、ママは始終お腹がすきます。だって、毎日約1,000mℓの母乳を体内で産生するのですから。赤ちゃんは、夜中だってお腹がすけば泣いておっぱいを欲しがります。おっぱいを飲んで満足した赤ちゃんをベッドに寝かせたママは、今度は自分が空腹になって寝られないので深夜のキッチンで何か食べるものはないか、と探すのです。普段は甘いものが好きではないのに母乳の期間だけは菓子を食べたくなる人もいます。

　健康な歯にむし歯ができるまでに約6か月かかります。正常な妊娠期間は約10か月、母乳をあげる期間はさらに約12か月。ママの口の中ではむし歯のとてもできやすい状態が約2年間も続くのです。

妊娠性エプーリス

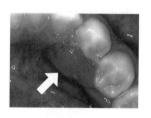

　妊娠中、歯ぐきに突然もこっとした盛り
上がりができることがあります。写真のよ
うに歯と歯の間にできます。産後に徐々に
小さくなっていきます。悪いものではありませんが、歯をみがくとき
に邪魔です。歯科医院でこの部位をきれいにする方法を教えてもらう
とよいでしょう。

妊産婦歯科健診の受診率はわずか 5.8%
いったいどうすればよい？

　女性の人生で、いちばん口の中にトラブルが起きるのが、妊娠から
産後にかけての約2年間です。歯周病菌はママの口の中でトラブル
を起こすだけでなく、子宮の中の赤ちゃんにまで悪い影響を与えるこ
とまで証明されつつあります。この期間こそ妊産婦さんに歯科を受診
してほしいのです。

　そのため国内の多くの自治体では、妊娠した女性が歯科健診を受け
られるように助成しています。つまり、無料で受診できたりとても低
額だったりします。ところが、妊産婦歯科健診の受診率はとても低く、
全国平均わずか5.8%（2019年報告、妊婦健診受診者比）なのです。
国内のほとんどの妊婦さんは産科の健診には行きますが、妊産婦歯科
健診のことすら知らないか、または大切だと思えないということです。

　一方、妊産婦への歯科健診に力を入れている自治体の中には、受診
率を50%にまで引き上げることができたところもあります。低い受

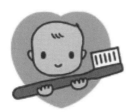

横浜市 オリジナルキャラクターで受診率アップ作戦

診率を上げる活動をしている自治体を2つ紹介します。

まずは神奈川県横浜市。めばえちゃんというキャラクターで妊婦歯科健診の受診率アップを目指しています。また「ママの口の中の健康状態が生まれてくる赤ちゃんに大きく影響する」というメッセージを市のホームページなどでアピールしています。

続いて長崎県長崎市。妊産婦歯科健診を「ママの歯っぴいチェック」と名付けています。歯科医院で保育サービスがあるので、子連れでも安心して受診できます。保育はもちろん無料。小さい子どもは、たとえ短時間でも一人にしておくことができません。かといって、多くのママには"いつでも気軽に"子どもを預ってくれる人なんていないのです。たとえ短い時間であっても、です。そんなママにとって"保育あり"というのはどんなに助かることか！

全国のほかの自治体でも、妊産婦歯科健診の受診率が上がるような活動が増えることを期待します。この健診ではママの歯だけではなく、赤ちゃんの健康も守れるのですから。

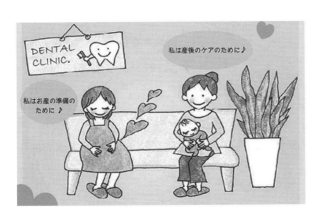

長崎市『ママの歯っぴいチェック』は保育サービスつき

長崎市子育て応援情報サイト 「イーカオ」「こどもとママの歯の健康」 https://ekao-ng.jp/know/teeth-2/（参照 2023-03-28）

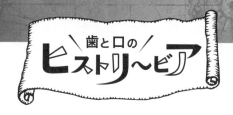
　弥生時代からむし歯が激増

日本

「むし歯はなぜできる？」

チコちゃんに言わせると、ズバリ「料理をするから」だそうです。むし歯ができる原因を5歳のチコちゃんが知っていたなんて！

「古代の遺跡が発見された」とのニュースを聞くと歯や歯槽骨は出土するかな、とワクワクします。縄文遺跡の三内丸山遺跡からはたくさんの栗やクルミが出土しています。縄文人はそれらを森から採取して食べていました。縄文時代後期より大陸から稲作が伝来して始まり、弥生時代になると日本各地に急速に普及しました。また高度な食品加工技術を持った人々が大陸から日本へとやってきました。おいしい差し入れを持ってきてくれる人って大歓迎されます。大陸からの弥生人も、日本のあちこちでちやほやされたことでしょう。

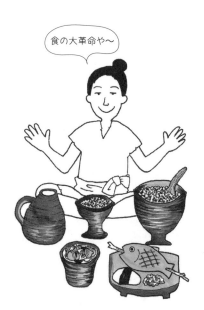

食の大革命や〜

ところが弥生人以降の人たちには、縄文人と比べてむし歯が増加します。縄文人は歯をみがいていたのに、弥生人は歯みがきをさぼっていたのではありません。高度に加工された食品を食べるようになったので、むし歯のリスクが上がっただけです。

さまざまな集団における齲歯※率の比較　※齲歯：虫歯のこと

集団名	年代	経済段階	齲歯率（%）
縄文人	1万 2000-2300 年前	狩猟採集	8.2
弥生人（土井ヶ浜）	2000 年前	農耕	19.7
弥生人（三津）	2000 年前	農耕	16.2
現代日本人	1993 年現在		31.3
Old Copper（アメリカ先住民）	7600 年前	狩猟採集	0.4
SJo-68（アメリカ先住民）	3000 年前	狩猟採集	2.4
オーストラリア先住民	近代	狩猟採集	4.6
イヌイット（グリーンランド）	近代	狩猟採集	2.2
イヌイット（アラスカ）	現代	狩猟採集と交易	1.9

藤田 尚「歯の人類学 縄文時代人の齲蝕 Dental Anthropology Dental Caries in the Jomon Peoples」『老年歯科医学』20 (3)：231-235, 2005

　グリーンランドやカナダの氷雪地域には、イヌイットという民族がいます。なんと日本人と同じモンゴロイドです。寒すぎて米や小麦を作れないため、ほとんど糖質を食べず、肉や魚類を主食としていました。究極の糖質制限食といってもいいでしょう。そんなイヌイットもむし歯がとても少なかったのは当然です。…しかし近年になるとソーダポップといったソフトドリンクが自由に手に入るようになり、子どもたちのむし歯は大きな健康問題となっています。

　ところで縄文人はむし歯が少なかったのにもかかわらず、なんと「健康な歯をわざと抜く」風習がありました。親が亡くなるといった大きなライフイベントがあると歯を抜いたのではないかと推測されています。また、血のつながりのある者同士の婚姻を避けるため、どこの集落出身なのか一目で分かるように抜いていたとの説もあります。縄文時代の遺跡から発見された人骨で前歯が何本もない人がいたら、その人は次々に家族を失うなど大変な人生を過ごしたのかもしれません。

　歯科医院ではしっかり麻酔薬を使って治療するにもかかわらず、痛みが完全に取れずに患者さんに辛い思いをさせることがあります。麻酔もない時代、いったいどのような技術で頑丈で健康な歯を抜いたの

だろうと不思議でなりません。歯をわざと抜く風習は古墳時代に入る
とあっという間に日本中からなくなりました。

中世の日本にみる歯周炎

これは「病草紙」と
いう病気についての
絵巻物の1ページで
す。平安時代後期の
作といわれています。
中高年とおぼしき男
性が険しい顔をして、
口の奥の方を気にし
ています。「おとこあ

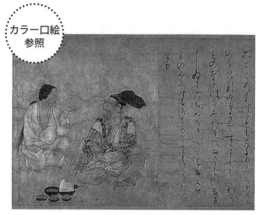

カラー口絵
参照

京都国立博物館蔵

りけり　もとよりくちのうちのは　みなゆるぎて　すこしもこわきも
のなどは　かみわるにおよばず」とこの患者のことが書いてあります。
「男性患者。しばらく前からすべての歯がぐらぐらし始めた。少しで
も固い食材はかみ切れなくなった」とは現代の歯科医が書くカルテと
ほとんど同じではありませんか。この患者の症状は、進行した歯周炎
だと思われます。下の前歯はすでに唇側（前方）に傾いています。こ
れはフレアアウトという状態で、歯周炎が進行して歯を支える歯槽骨
が減少してしまったことで起こります。

　ところで左の女性は誰なのでしょう？白衣を着て、長い髪をきゅっ
と結んで、冷静に男を見ている表情…私には歯科衛生士か歯科医にし
か見えません。

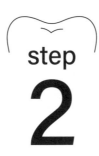

step

2

小学生のみなさんへ

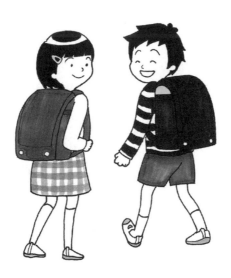

※本文中に記載の子どもの年齢と発達については個人差があります。
　記載の発達段階はあくまでも標準的なものに過ぎません。

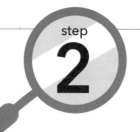

歯と口を
元気にする方法を
学んでみませんか？

のび太もサトシも、みんな歯科医院においで

ディズニーアニメ映画「ファインディング・ニモ」の歯科医院のシーンを覚えていますか？ 主人公ニモは熱帯魚ですが、診療室の中でぴちぴちと人暴れします。アメリカの子どもたちにとって歯科にときどき通うのはごく自然なこと。アメリカで 12 歳児を対象として調査したところ、約 90％がチェックアップ（歯科健診）を受けていました。だからこそ、映画の大切な場面に歯科医院が選ばれたのではと思います。

さて日本では、小学生が「塾に通っている」「ピアノを習いに行ってる」と言っても、だれも驚きません。むしろ何の習い事もしていないという小学生がいたらそれは教育格差かもしれないから経済的な援助が必要だ、と言われているほどです。でも、小学生が「むし歯予防のためにときどき歯科に通っている」と言えば「意識高いね」と驚かれるかもしれません。日本の小学生にもアメリカの子どもたちみたいに当たり前に歯科に来てほしい。そうすれば日本のアニメでも、のび太やサトシが歯科に行く場面が見られるようになることでしょう。

歯科をあなたの人生の習慣にしよう

小学生のみなさんに「子どものうちも、大人になっても歯科医院に

ときどき通う」という、健康でいられるための習慣についてお話しします。髪が伸びると床屋さんや美容室へ髪を切りに行きますよね。髪を切ってもらってもしばらくするとまた伸びてくるので、また床屋さんへ行くでしょう？ そんな感覚で歯科医院にもときどき来てほしいって思います。なぜならみんなが歯を毎日みがいてくれていても、歯ブラシで落とせない汚れがお口のどこかに溜まってくるからです。髪の毛が生きている限りずっと伸び続けるように、お口の中も生きている限り汚れがついてしまいます。そんなこびりついた汚れは、お口のプロ・歯科衛生士や歯科医師にお任せください。専用の器具やクリームでピッカピカに仕上げます。それに、フッ化物やシーラントという材料を使って歯を強くすることもできます。

生涯歯科のために、子どもの気持ちを否定しない

　子どもの場合、協力が得られず予定通りに治療ができないことがあります。もし予約時間内に治療に納得してもらえないのであれば、何もしないで終わることもあります。当然、保護者様は大きなご不満を

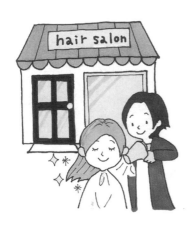
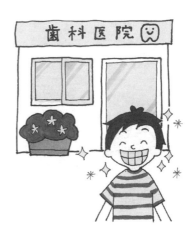

感じることでしょう。「わざわざ時間を割いて、仕事を早めに切り上げて子どもを連れてきたのに何も治療できないなんて！」

　拒否しているにもかかわらず、子どもに治療を行ったとします。子どもたちは、小学生を卒業する頃までは親に連れられて仕方なく、イヤイヤ来院するでしょう。でも、成長すればある時から自分の意思で行動するようになります。そうなったら、自分の気持ちを否定されたような場所には行かなくなるかもしれません。

　歯医者さんに行くと何だかいつもほめられて楽しかったな…口をあける気分じゃない時もあったけど、歯科の人たちって自分のことをすごく心配してくれてたな…そんな記憶を子どもに残すことができれば、治療終了まで回り道をしてもよいのではないかと思います。私たち大人の思い通りの治療ができないかもしれない。保護者も歯科医院も、無駄な時間を使うかもしれない。でも、子どもは成長してからも健康のために歯医者さんに行くことを習慣にしようと思ってくれるのでは、と期待しています。子どもの生涯における歯科的なメリットのために今、周りの大人がちょっとだけ足踏みしてみませんか？

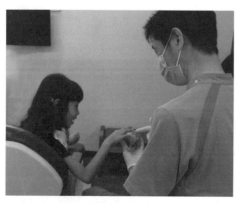
歯の治療っておもしろそう

　なお、治療の緊急性が高いにもかかわらず子どもの協力が得られない場合は、大学病院などで特別な方法による治療（たとえば全身麻酔や抗不安薬を利用）を勧めることもあります。

歯科矯正を始めるタイミング

　歯科矯正は「すぐ始めることもできるし、時間をおいて始めることもできる」治療です。子どものうちではなく、大人になってから治療を始めてもいいわけです。

　しかし、歯科の視点では、矯正治療を始めるいちばんベストなタイミングというものがあります。そのタイミングを逃さないためには、子どもの成長を小さい頃から定期的に見守ることが大切です。たとえば、子どもの顎の成長する向きがずれている場合、何も治療をしなければ、ずれた方向へ進んでしまいます。矯正治療によって正しい方向へ戻すことができると、後は子どもの本来持っている成長力で正しいかみ合わせになります。歯科矯正治療では、このように子どもたちの素晴らしい成長力を実感することがしばしばあります。

　子どもが成長している間に歯科矯正をするのが望ましいのであれば、中高生になって始めてもよいのでは？　という考えもあるでしょう。低年齢の子どもたちの場合、親が頻繁に治療に付き添い、矯正歯科が近所になければ一緒に電車に乗って受診することもあるでしょうが、中学生や高校生であれば、毎度親が付き添わなくても自分だけで歯科へ行ってくれることでしょう。親の煩わしさの点では中高生で始めるメリットはあります。

　しかし、彼らはとにかく忙しい。日本の中高生は忙しすぎる…まず学校からの帰宅が遅い。授業に加えて部活動があると、ますます歯科と予定を合わせることが難しくなります。そのうちにあっという間に受験生です。もし部活がラグビー部や柔道部のようなコンタクト・スポーツであれば、歯に固定するタイプの矯正器具なんかつけられなくなる

1

2

3

4

5

6

7

かもしれません。

　歯科矯正治療は単に「見た目」をよくするためだけに行う治療だと思われますか？ いえいえ、そうではありません。歯ならびは、その人の歯の寿命に大きな影響を与えます。傾 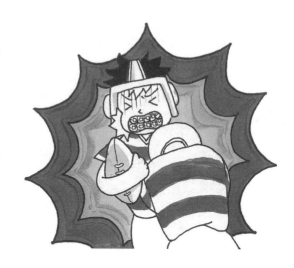 いている歯を歯ブラシなどできれいにするって大変でしょう？つまりそのような歯には、細菌が繁殖しやすくなります。当然まっすぐ生えている歯よりもトラブルが余計に発生します。また、歯ならびが整っていると、体重程もあるという「かむ力」をそれぞれの歯にバランスよく分散することができます。無理な力が加わらないということは、歯の寿命を延ばすためにはことさら大切なのです。

学校歯科健診報告はお口の通知表

　学校保健安全法により日本では毎年1回以上、園や学校で集団歯科健診を行うことになっています。子どもが健診を受けると各家庭へ健診結果が送られます。

　さて、歯科健診結果の報告にじっくり目を通す保護者はいったいどれくらいいるのでしょうか。歯科医療機関への受診を勧める手紙を受け取っても、実際歯科へ来る子どもはそのうちの16～せいぜい

50％でしかないといわれています。せっかく健診を受けて早期の治療を勧められているのに、受診しないままでいる子どもたちのことが気になります。まずは歯科健診結果の手紙をもっと多くの保護者に読んでもらう工夫が必要かもしれません。

　日本の学校健診制度は諸外国にも誇れる、とても素晴らしいものです。しかし発達・発育を確認する大切な健診を、不登校などが原因で何年も受けていない子どもが多くいるのも事実です。そんな子どもたちのため歯科も含めて健診を受けてもらうような仕組み作りがすぐにでも必要です。ちなみに、国内の小・中学校には不登校の子どもたちが約24万5000人います（令和3年度文部科学省調べ）が、不登校児には歯科の受診はもとより歯みがきすら嫌がる傾向があるといわれています。

CO・GO は学校歯科関係者の腕の見せどころ

　学校歯科健診用紙にある CO とは Questionable Caries under Observation の略語。CO というアルファベットたった二文字には「すぐに削って治す必要はないが、むし歯（う蝕）のリスクがあれば改善してそれ以上進行しないかどうか経過を観察していきましょう」というメッセージがギュギュッと込められています。

　それでは CO とはいったいどのようになっている歯なのでしょうか。奥歯には深い溝がありますね。この溝が黒や茶に着色していて、歯みがき剤をつけた歯ブラシでみがいても色がとれないなら CO かもしれません。CO とはむし歯のためにエナメル質が傷み始めているサインです。今までの生活習慣を何も変えないでいると、むし歯が進行する可能性が高い。だから、学校では CO と診断された子どもに

個別に指導をし
ます。おやつの
習慣、普段の飲
み物、フッ化物
配合の歯みがき

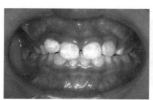

GO（プラークによる歯肉炎）

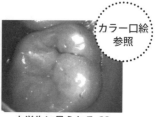

カラー口絵
参照

小学生に見られる CO

剤や洗口剤の適切な使用などです。子どもへの指導が成功するとむし
歯の進行を止めることができます。

　C（Caries）の診断は「治す必要性の高いむし歯」です。削って詰
めるなどむし歯の治療は学校の中ではできません。だから歯科を受診
しましょう、と書かれているのです。

　学校歯科健診用紙のGOは、歯周疾患要観察者の略語。「歯肉に炎症・
腫れがあるが、その原因はプラーク（細菌と細菌が出すネトネトした
もの）であるため、正しいブラッシングをすれば炎症は治ります」と
いうメッセージをこれまたアルファベット二文字で表現しています。
GO も CO と同じように子どもたちが自分で観察することができま
す。歯肉が赤くなっていたりブヨブヨとなっていたりする歯の根元を

歯・口腔

学校歯科健診用紙の一例

この用紙の場合、「歯肉の状態 1」が GO、「歯肉の状態 2」が G に該当。

綿棒でこすってみると、ネトネトしたプラークがついてくるからです。もしプラークが原因と思われないのに歯肉に炎症や腫れがあるとしたら、それはGと診断されて歯科医院でもっと詳しい検査や治療をします。「プラークがついていないのに歯肉に炎症がある」となると歯石がこびりついているとか、飲んでいる薬の副作用とか、歯科医が確認しなければなりません。

　GOであれば、学校で歯みがきの方法を子どもに教えてしばらく続けさせると、みるみる炎症がよくなっていきます。鏡と歯ブラシさえあれば簡単にできる指導です。COやGOは子どもが自分で観察することができ、よくなることも実感できる生きた教材なのです。

coffee break

子どもの歯科矯正治療には 助成があってもよいはず

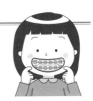

　学校歯科健診ではむし歯や歯肉炎と一緒に不正咬合（かみ合わせ、歯ならび）についても診察します。不正咬合は、見た目の問題ではなく顔面全体の発達、言葉の発音、そして将来の歯の寿命にも大きく影響を与えるからです。だからこそ学校歯科健診で歯科医師が子どもたちを一人ひとり診断するのです。

　日本では、むし歯・歯肉炎は保険診療で治療することができます。しかし不正咬合は自費で、しかも高額です。学校健診で「あなたのお子さんは歯ならびが悪いので歯科矯正が必要」と指摘しておきながら、保護者が子どもを歯科医院へ連れて行くと「矯正の治療費はざっと100万円です」と告げられます。しかし、多くの家庭にとってそれは気軽に負担できる金額ではありません。

　それでは、日本以外の国の子どもの矯正歯科事情を見てみましょう。

　まずは英国。英国にはNHS（National Health Servise）という日本と似た国民皆保険医療制度があります。NHSに税金のように毎月保険料を払うかわりに、病気やケガで医療機関を受診しても治療費はかからない仕組みです。

歯科治療に関しては、18歳までの子どもであればむし歯治療だけでなく矯正治療も無料です。経済的な負担を心配することなく矯正治療を受けることができます。

　一方アメリカには、日本や英国のような国民皆保険制度はありません。アメリカの人々は自分で民間の保険会社を選び、保険料を支払います。支払う保険料が高くなると、受けられる医療サービスもランクアップします。私たち日本人にとっての、がん保険とか火災保険みたいな感じですね。アメリカでは、子どもの歯科矯正費用も医療費としてある程度民間保険会社が支払ってくれます。保護者は高額な矯正治療費の全額を払わなくてもよいので、日本の保険診療の感覚で子どもに矯正治療を受けさせることができます。このことはアメリカで多くの子どもたちが歯科矯正治療を受ける理由のひとつでしょう。何だか日本の子どもたちだけが取り残されているような感じです。

　オリンピック・パラリンピックのような国際大会では世界各国の選手を目にすることができます。歯科医療関係者は、このようなイベントでは選手の口元に注目します。私も誰が勝ったかなんていうことより口元ばかり見てしまいますが、歯ならびの悪い外国人選手を見かけることはあまりありません。日本の子どもの歯科矯正治療には何らかの助成が必要だと強く思います。

　最近、嬉しい動きがあります。東京都のある区議が「保護者の経済状態によって子どもが歯科矯正治療を受けられないのは医療格差である。だから区から子どもの矯正費用を補助してはどうか」との議案を議会に出していました。また、通常国会では「子どもの歯科矯正への保険適用の拡充に関する請願」が採択されました。むし歯と同様、すべての子どもたちが矯正治療を受けられるように、と願ってやみません。

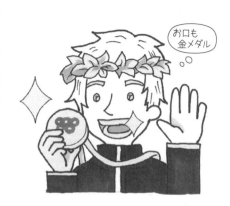

お口も
金メダル

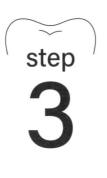

step

3

10代のみなさんへ

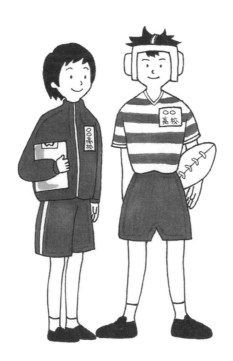

においの悩みから生きづらさに

　小学生の娘を持つママから、ご自身の口臭について相談されたことがあります。診察しても口臭症と診断するほどのにおいは検知できません。「自分の口臭についていつから悩まれているのですか?」と私が聞いたところ「私が小学校2年生の時からです。学校で席が隣の男の子から口が臭いよ、と言われたのです」とお答えになりました。その後、進級したり進学したりして周りの人間関係が変わっていき、彼女に口臭のことを言う人はもう誰もいなかったそうですが、ずっとにおいについて悩んでいた、と言います。それに「自分の娘も口臭を友達から言われるのではないかと心配です」とも。たった一度だけ、隣の子から言われたことが30年経っても彼女の心に刺さっているの

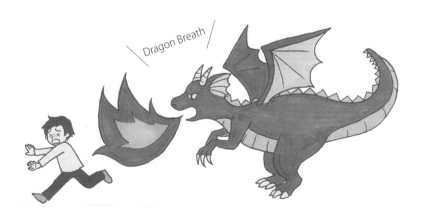

Dragon Breath

です。30年前どころか、まるで昨日言われたかのような口ぶりでした。

「自分のにおいの悩みは自己存在に関わる悩みであり、社会性の障害をもたらすこともある」といわれています。においのことで他人と接することに障害を感じている方は、医療機関で医療者に相談してほしいと思います。口の中のどこかが痛いとか腫れているとか、分かりやすい症状がないと医療機関への受診をためらってしまうかもしれません。しかし、口臭は"自己存在に関わる悩み"なのです。悩んでいる方は足元がぐらりと揺れているような感覚の中で生活しているということです。医療機関には解決する方法がきっとあるはずです。

英語圏の人はドラゴンを想像する

呼気ににおいのある物質が含まれていると口臭になります。口臭の原因の80%は口の中にあります。20%は口の中以外からにおいが発生していることになります。口臭は英語で Bad Breath ですが「強い口臭」は Dragon Breath と表現されます。英語圏の人たちには、まるで焼き尽くされそうに感じるにおいなんですね。においの原因物質のほとんどは嫌気性菌（酸素があると死ぬ細菌）が産生する揮発性硫化物（Volatile Sulfur Compounds :VSC）です。

口臭の原因物質 VSC とは？

硫化物とは硫黄を含んだ化合物のこと。硫化物のうち硫化水素、メチルメルカプタン、そしてジメチルサルファイドが口臭の主犯です。不快なにおいには必ずこの3つが含まれています。いずれもタンパク

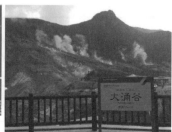

風向きによってはにおいをより強く感じる

質が嫌気性菌によって分解された時に発生します。タンパク質に硫黄成分が含まれているからです。

　硫化水素ってどんなにおい？と興味を持たれた関東近辺にお住まいの方は、休日に箱根の大涌谷へ行ってみましょう。もうもうと立ち上る硫化水素のにおいを実感できます。硫化水素は有毒なので、大涌谷には「体調不良の人は観光をご遠慮ください」と警告があるほどです。

　メチルメルカプタンは、遠出をしなくてもにおいを実感できます。台所の片隅で玉ねぎを腐らせるだけで、メチルメルカプタンが発生しますから。玉ねぎのにおいはゴキブリの大大大好物でもあります。だ

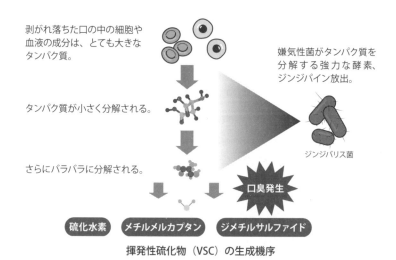

揮発性硫化物（VSC）の生成機序

から玉ねぎを決して床に置いてはいけません。段ボール箱に入れておいてもダメです。段ボール箱のわずかな隙間に手品のようにスルリと入っていく彼らを目撃したことがあります。

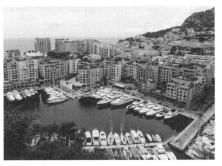

こんな港ではジメチルサルファイドのにおいはなぜか感じられない？

　ジメチルサルファイドもまた、台所で簡単に発生させることができます。生ごみを一晩放っておけば、翌朝には発生しているでしょう。素敵なキッチンにそんなにおいをさせるのはとても耐えられないという方は生ごみをきっちり二重袋にして捨てて、海を目指しましょう。あまり手入れされていない、さびれた小さな漁港でもジメチルサルファイドのにおいを体感できます。海のプランクトンがこの硫化物を発生させているのです。港といっても、ぴかぴかするヨットがずらりと停泊しているようなゴージャスなところでは、なぜかジメチルサルファイド臭はほとんど感じられません。セレブなヨットの近くでは、プランクトンが遠慮して硫化物を発生させないのでしょう。

においの原因が口の中にある場合

① 舌苔（ぜったい）

　舌は地味なピンク色にうっすら白っぽい膜がかかっているような状態が健康的であるといわれています。写真のようなもったりした感じ

の白やクリーム色に見えるのは舌苔という、細菌とその代謝物の塊です。この舌苔の中で嫌気性菌がVSC を産生しています。舌苔は会話をしたり、そこそこ固さのある食材を食べたりすれば自然と剥がれてしまいます。「朝起きてすぐ」とか、一日ほとんど他人と会話しないとか、固形物を口で食べられない場合には舌苔が剥がれるきっかけがないために付着が目立つようになります。

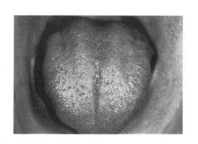

喘息の吸入薬（特にステロイドを含む薬剤）の使用で舌苔ができることもあります。この薬を使用する場合は薬剤師や担当医から「吸入した後、口をすすぐように」との指導があります。うがいの指示を守らないと薬剤が口の中に残り、舌苔の原因になります。

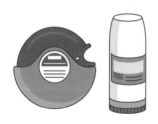

② 歯周病

歯周病なのに適切な治療を受けていないと、歯周ポケット[1] に生息する嫌気性菌がこれまた VSC をせっせと発生させます。歯周病の場合、VSC のうちメチルメルカプタンが目立って発生します。

1）歯周ポケット：p.95 step5-1「歯周病」図 1 参照

③ 入れ歯

入れ歯はプラーク（食べたものが口腔細菌によって分解されてできた物質）がとても付きやすい。デンチャー（入れ歯）プラークという

言葉があるほどです。プラークが付着していると、においの元になります。入れ歯を支えている歯もまた、食べかすをきれいに取るのが難しくなるためプラークが付着しやすくなります。

④ 口内炎

口の中になかなか治らない炎症があると、においの原因になることもあります。なぜなら炎症を起こしている粘膜には嫌気性菌が集まってくるからです。

⑤ 口の乾燥

口の中では、たえず唾液が流れ出て洗浄をしてくれています。体調不良や薬の副作用のために唾液の流出量が減ると、口腔は乾燥して嫌気性菌が一気に増えます。自覚症状がない程度のちょっとした乾燥でも、嫌気性菌が増えて VSC を出していることもあります。

においの原因が口の中にない場合

① 消化器などの慢性の炎症

においの原因が口の中以外にあることもあります。消化器、呼吸器、副鼻腔などは口とつながる器官ですが、それらに長く炎症があると嫌気性菌が増えます。嫌気性菌のいるところに VSC の発生あり。発生したガスは口から体外へと出ていくので口臭となります。

② 代謝性疾患や極端なダイエット

　代謝性疾患による特殊な口臭があります。代謝とは、私たちの食べたものがエネルギーに変換される仕組みのこと。その複雑な仕組みのどこかが故障しているのが代謝性疾患です。たとえば糖尿病は、インスリンというホルモンが十分に働かず、私たちが食べた糖質が分解できなくなる病気です。体は糖質を分解できないので、代わりに体脂肪を分解してエネルギーを作り出そうとします。その時に発生するのがケトン体という果物系の甘いにおいのする物質です。体内で発生したケトン体が口から放出され、糖尿病の患者独特の甘酸っぱい口臭となります。糖尿病でなくても極端な糖質制限ダイエットを続けると、やはり体としては糖質が不足してしまうことになるので体脂肪が分解され、ケトン臭が発生します。

　トリメチルアミン尿症は大変珍しい代謝性疾患です。海産物、肉類、たまごに含まれるレシチンやコリンという栄養素があります。これらの栄養素を消化するとできるトリメチルアミンという物質を自分の体内で分解できない人がいるのです。分解されなかったトリメチルアミンは尿や呼気に含まれ、においの元となります。この物質は傷んだ魚のようなにおいがします。症例数は本当にわずかなのですが、その数少ない患者さんが世界中にいて、においのせいで困った体験とかにおいの対策を SNS にアップしています。症例数のとても少ない疾患では、医療者が患者さんの気持ちや悩みを理解するために SNS はとても役に立ちます。

3分の1には基準を上回るにおいはない

　冷静になって考えれば分かることですが、私たち人間が生きていれば必ずにおいが発生します。かわいい赤ちゃんにも、高校で一番の美少女にも、イケメン韓流スターにだって発生します。そのにおいがある程度強いと治療の対象になります。でも、強い・弱いといっても、においなんて主観的でよく分かりません。

　そこで口臭の対策・治療のために、においの基準が科学的に決められています。そのにおい基準を超えたら「真性口臭症」、超えなければ「仮性口臭症」です。自分でどんなににおいがあると思っていたとしても、におい基準以下であれば仮性口臭症、つまり他人の鼻のセンサーではキャッチできないレベルなのです。においといっても他人が気づかない程度のにおいを心配しても仕方ありませんね。生きている以上、人間は誰でも少しはにおいを出しているのですから。

　新潟大学の口臭専門クリニックを受診した人たちのにおいレベルを診断したところ、男女ともに3人に1人は仮性口臭症でした。つまり、においに悩んでいる人のうち3人に1人は不要な悩みを抱えていたのです。他人が分からないレベルのにおいについて悩んでいるとした

初診患者の病態別人数分布

病態分類	男（%）	女（%）	合計（%）
Ⅰ　真性口臭症			
生理的口臭	18.3	21.6	20.5
口腔由来の病的口臭	42.3	34.5	37.1
全身由来の病的口臭	2.8	3.6	3.3
Ⅱ　仮性口臭症	33.8	36.0	35.2
Ⅲ　口臭恐怖症	2.8	4.3	3.8

宮崎秀夫 他「口臭症分類の試みとその治療必要性」『新潟歯学会雑誌』29 (1):11-15, 1999. を元に作成

専用機器による
口臭測定の様子

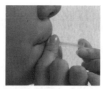

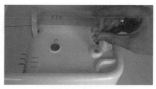

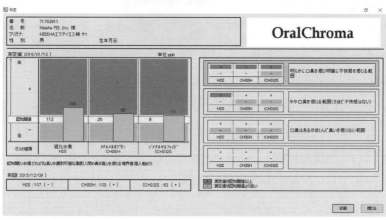

口臭の主な成分である VSC の測定結果

ら本当にもったいない。またにおい基準を超えた、真性口臭症である
なら改善法を知ることは大切です。いずれにせよ、気になるにおいは
医療機関で科学的に測定してもらいましょう。

手軽にできて効果のある口臭予防

① カテキン

カテキンとはポリフェノールの一種で、緑茶に多く含まれています。
ポリフェノールとは植物の成分で、強い抗酸化作用があるため健康に
よいとされています。カテキンを溶かした水で 30 秒間うがいをする

実験をしたところ、口臭の主な成分である VSC が明らかに減少しました。急須に残っている緑茶を捨てないでうがいに使ってみてはいかがでしょうか。

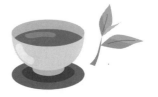

② 塩化亜鉛

　塩化亜鉛を溶かした水で 30 秒間うがいをする実験をしたところ、硫化水素やメチルメルカプタンといった VSC の発生を一瞬で抑えることができました。しかも、その効果は 90 分経過してもまだ続いていたのです。なぜ塩化亜鉛が口臭の予防にこんなにもよく効くのでしょう。

　まず、塩化亜鉛の亜鉛イオンが VSC と結合して揮発を防ぎます。VSC は揮発さえしなければ、においにはなりません。また、亜鉛イオンはアミノ酸と結合して VSC 自体が作られなくなります。においの原料が作られなくなるのです。亜鉛イオンはさらに、嫌気性菌がタンパク質を分解するのも防ぎます。亜鉛イオンがマルチに働いてくれるので強力な口臭予防効果が出せるようなのです。市販されている歯みがき剤や洗口剤にも塩化亜鉛入りのものがあります。ドラッグストアでぜひチェックしてみましょう。

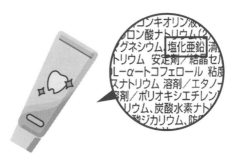

塩化亜鉛入りの歯みがき剤もある

③ 舌苔には舌専用のブラシを

　歯をみがく歯ブラシで舌苔を"ついでに"掃除するのはお勧めできません。歯ブラシは硬いエナメル質をきれいにする器具なのです。一方舌は軟組織で、とてもデリケート。舌専用のブラシを週に１、２回使いましょう。

舌ブラシを使用するときのポイントは…

舌苔

舌ブラシ

奥から、手前に引く。

1. 舌をあかんべーをするようにできるだけ長く出す。

2. 舌ブラシを "奥から手前" の一方通行に引いて使う。必ず一方通行で。

3. 嘔吐反射が出やすい人は、息を止めて舌ブラシを使うと楽になる。

4. 歯みがきは舌ブラシの後で行う。

④ キウイの成分が舌苔の付着予防に効果あり？

　某お菓子メーカーの研究によると、果物のキウイに舌苔を予防するタンパク質分解酵素が含まれているそうです。口臭予防のタブレットとして製品化されたこともありました。キウイで舌苔予防なんて、聞いただけで楽しそう。今後の研究報告が気になります。

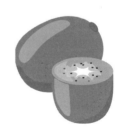

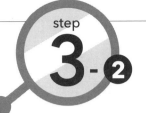
step 3-❷ 歯の形成不全

DDE (Developmental Defects of Enamel)

むし歯との違い、見抜けますか?

写真Aの歯を見ると「むし歯（う蝕）ができているな」と思われるでしょう。しかしこれらの歯は、確かに傷んではいるのですが、むし歯ではありません。むし歯とは、口腔内の細菌がショ糖（砂糖）をガツガツと食べて、もれなくまき散らす酸によって歯が溶かされる症状のことです。写真の歯の変色しているところは酸によって溶けたのではなく、歯が骨の中で育っている途中に何らかの邪魔が入って、作り損ねられた状態なのです。これを歯の形成不全といいます。色はツ

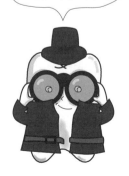

むむむ…これがむし歯ではないなんて、すご腕のスパイもだまされそうだ。

▼写真A　形成不全による歯の傷み

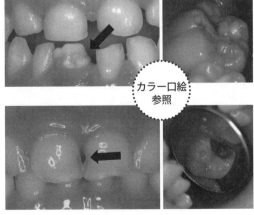

カラー口絵
参照

▲写真B　むし歯による歯の傷み

ヤのない白色や茶色で、大きさはポツッとした点状のものから歯全体に広がっているものまでと、いろいろな形成不全があります。

エナメル質が形成不全になっているところだけを見るとむし歯にそっくりですが、歯全体を眺めてみると、たいていむし歯とは違う場所にあります。むし歯は、細菌が住み着きやすいところから発生します。たとえば上顎の前歯であれば、隣接面（歯と歯の隙間　**写真B左側**）や歯頚部（歯ぐきに接しているところ）。むし歯が治療されないままでいればいずれ範囲が拡大してしまいますが、最初の発生地点はここなのです。臼歯のむし歯は、咬合面（上下の歯がかんでいる面）や頬側面の裂溝に多く発生します。いかにも細菌が身を隠すのにぴったりな場所です。

一方、咬頭部（咬合面で歯が盛り上がっているところ）だけが茶色く変色していたり変形していたりすれば、それは形成不全かもしれません。口の中に出てきたばかりの歯に、すでに変色などあれば、やはり形成不全を疑います。

どんな場合にエナメル質形成不全ができるのでしょう

① 口の中に原因がある場合

子どもが小さい頃、乳歯をぶつけたり大きなむし歯ができたりしたことがあると、炎症が骨の中の永久歯まで伝わることがあります。すると永久歯に形成不全を起こすことがあります。悪くなった乳歯は、永久歯の形成不全を予防するために早めに抜いた方がよいこともあります。

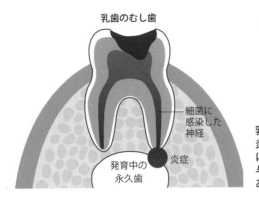

乳歯のむし歯

細菌に
感染した
神経

乳歯の根尖の
炎症が永久歯
にストレスを
与えることが
ある

炎症

発育中の
永久歯

② 全身状態に原因がある場合

　エナメル質形成不全の原因になるかもしれない、と論文などに報告されているものは数多くあります。

1. 高熱を発するような感染症
2. ビタミン A、C、D の過不足
3. 内分泌系（下垂体、甲状腺、上皮小体）の異常
4. 無機質の過剰摂取、摂取不足
5. 薬物の副作用
6. 遺伝性
7. 低出生体重児など周産期のトラブル

MIH: 前歯と第一大臼歯にセットで現れる エナメル質形成不全

　近年、小児歯科分野で話題になっているのが MIH（Molar Incisor Hypomineralizasion）です。英国の秘密情報部 "MI6" と間違われて、小児歯科の学会にスパイが送り込まれるのではないか

と心配になりますが、MIHとはエナメル質形成不全が第一大臼歯（Molar）[2]と前歯（Incisor）の両方に現れる症状です。むし歯と違って研究されてきた歴史が短いこともあり、原因はよく分かっていません。とても珍しい症状というわけでもなく、小学校の歯科健診では1クラスに1人くらい見られるような気がします。「先進国の子どもに多く見られるようだ」との報告もあります。

　2019年、日本の子どもたちのMIHの実態調査が行われました。その結果、九州・四国といった南での地方で形成不全が多く見られ、東北・北海道では少なく見られました。そして本州の真ん中付近では、罹患率も真ん中くらいだったのです。子どもの健康に関するデータでこんなにはっきり地域差が出るとは驚きですが、その理由はまだ不明です。日本の南北で違うといえば日照時間？それとも醤油の味？

エナメル質形成不全の治療方法

　歯が欠けたり変色が気になるところにはむし歯の治療と同じ材料を詰めます。形成不全になっているところは歯質が弱い（もろい）ことがあります。そのため形成不全に気づかないままでいると、弱くなっているところで歯が破折することもあります。中切歯[3]（真ん中の前歯）や第一大臼歯は6歳前後で生え始めます。形成不全を早めに発見できれば、歯の受けるダメージを小さくできるでしょう。小学校で行われる定期的な歯科健診は、エナメル質形成不全を見つけることができるよいチャンスです。

2）第一大臼歯　3）中切歯：カラー口絵「歯と口のサイトマップ」参照

step 3-❸ 摂食障害で悩むあなたのために、私たちができること

むし歯に加えて酸蝕症 4) も？ その背景には…

　食事制限や嘔吐を繰り返して、極端にやせたいと望む。いつも過食してしまい、体重が標準をオーバーしてしまう。このように、体を痛めるような極端な食べ方をすることを摂食障害といいます。若い女性に多く見られますが、男性にもまた中年以降であっても発症します。若い時に発症して、治らないまま中高年になっている人もいます。摂食障害のある人で医療機関などを受診しているのは、国内で約21万3000人と推計されています。治療を一度も受けていない人も多くいるようです。せっかく治療を始めたのに中断する人が約30％いるとの報告もあります。

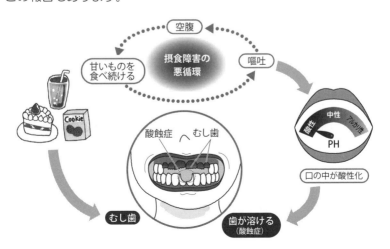

私たちは、体に病気などなければ、毎日口から栄養を摂取します。なので、極端な食べ方をしていると歯や口の中にトラブルが起きます。過食が続けば、当然むし歯のリスクは上がります。口の中に頻繁に栄養があると、ミュータンス菌などのむし歯の原因菌は活発に酸を出すからです。やせたい、との強い思いから嘔吐を繰り返していると、胃酸によって歯が溶けます。ミュータンス菌の出す酸であっても胃酸であっても、歯にとってみれば同じように危険なのです。

　歯科医療関係者に気に留めてほしいことがあります。上顎（上の顎）の前歯部口蓋側（歯の裏側）に異常な所見が見られたら、摂食障害で嘔吐を繰り返していることが原因かもしれません。上顎前歯部は、特に若い人がむし歯を作りやすいところ。「ソフトドリンクなんかをよく飲んでいるのでしょう？」とだけ疑えば食生活の指導のみになってしまいます。しかし、摂食障害による嘔吐が原因だとしたら、歯の脱灰を抑制する他の方法も伝えたいものです。

嘔吐した直後はまずうがいをしましょう

　嘔吐を繰り返す人にぜひ伝えたいメッセージがあります。嘔吐した直後は口の中が不快なので、歯をみがきたくなるかもしれません。でも、歯をみがくのはしばらく時間が経ってからにしましょう。歯の表面が胃酸を浴びて弱っているので、歯ブラシでこすると、かえって歯を傷めてしまうことになります。嘔吐した直後、まずはうがいをしてください。フッ化物入りの洗口液も強くお勧めできます。歯科では歯を保護するマウスピースを作れます。

4）酸蝕症：p.148 step5-5「歯の酸蝕症」参照

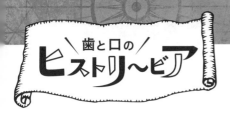
🇮🇳 歯科疾患の予防法は すでに約5000年前からあった 〜アーユルヴェーダの医学書〜

インド

「清潔にする」というのは体の健康のためにとても大切なことです。だから私たちは手を洗ったり、風呂に入ったりします。子どもたちへの人生最初の教育内容は、足し算でもなければ文字の読み書きでもなく「手を洗う」ことでしょう。それくらい「清潔にする」ということが重要だと考えられているのです。

それでは「口の中を清潔にする」ことが大切であると、いつ頃から考えられていたのでしょうか。世界で最古の医学といえばインドのアーユルヴェーダです。この医学は約5000年前、ヒマラヤ山脈で発祥したと伝えられています。アーユルヴェーダの医学書には、口腔や歯科に関する内容が多くあります。健康のために歯の汚れを取ることや、むし歯や歯周病の予防や治療に効くとされる植物が紹介されています。

アロエやクローブといった食材は何となく口の健康にもよさそうだな、と想定内でしたがマンゴーが歯周病の安定化に効くとは完全に想定外！今年のマンゴーの季節が楽しみになってきました。アーユルヴェーダ医学書にはすでに「歯だけでなく舌の掃除も大切だ」とも書かれています。

アーユルヴェーダで伝わる
舌専用ブラシ

さまざまなハーブの歯科における重要な効果

植物	用途
アジョワン	ミュータンス菌が歯にくっついたり、バイオフィルムをつくったりすることを防ぐ。
アロエ	歯みがき剤や洗口液に適量含まれていると、むし歯や歯周病の予防に効果がある。
クローブ	天然のエキスはミュータンス菌が歯にくっつくことを防ぐ。グルコシルトランスフェラーゼ（ミュータンス菌が接着剤を作るために出す酵素）の効果を下げる。このハーブはウスターソースの香りの元。
日本茶	ミュータンス菌とその仲間たちが歯に付着するのを防ぐ。
ハリタキ	このハーブで作った洗口液を使うとミュータンス菌の働きを抑制する。唾液中の他の細菌にも抗菌作用あり。お通じの改善にも効果がある。
ハチミツ	口内炎、カンジダ菌、歯肉炎に効く。
リコリス	このハーブを配合した洗口液、歯みがき剤、ガムなどを摂取すると口内炎、カンジダ菌、歯周病、むし歯に効く。日本語では甘草。
マンゴー	歯周病の症状安定に効く。
ミスワク	いくつかのむし歯の原因菌に効く。プラークを予防する。イスラム教では有名なハーブ。
ニーム	このハーブの洗口液を使うとプラークが減少する。歯肉炎に効く。農作物を害虫から守ってくれるハーブでもある。
ざくろ	ざくろエキスに含まれるポリフェノールに抗菌作用あり。
トリファラ	抗菌作用あり。副作用なく歯周病を治すことができる。全身のマッサージオイルにもよく使用される。
タルシ	COX2阻害薬（痛み止め）の作用がある。歯痛、歯周病、カンジダ菌、扁平苔癬、白板症、口内炎と口の中の症状にマルチに効果あり。「聖なるバジル」とよばれている。
ターメリック	抗酸化、抗炎症、抗菌、防腐、抗がん活性あり。カレーのスパイスとして超有名。

Roopali Gupta1 *et al*. :Ayurveda in Dentistry: A Review. *Journal of International Oral Health* ; 7(8):141-143, 2015. を元に作成

step
4

働き盛り世代のみなさんへ

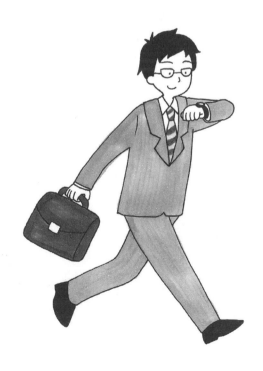

健康を顧みなそうな、忙しく若い世代のみなさんにむけて

若い人たちの歯周病は診断と治療を急ぎたい

ここでは「若い世代にだって起きる」歯周炎について説明します。歯周炎は中高年の人であれば、誰だって罹りやすい口腔の疾患です。中高年になると血圧や血糖値が高めですよ、と人間ドックなどで多くの人が指摘されるのと同じです。しかし、若い世代の人は、多少不健康にしていても高血圧や高血糖が少ないのと同じで歯周炎には罹りにくい。ですから若い人に歯周炎の症状が見られたら、むしろ深刻といえるでしょう。もし歯周炎と診断されれば待ったなし、できるだけ早く治療を始めたいものです。

侵襲性歯周炎

10代なのに歯周炎で歯槽骨がなくなるなんて

まだ乳歯しか生えていないような、小さな子どもであっても発症する歯周炎があります。しかも、この歯周炎は中高年が罹る慢性的な歯周炎と違って、病気の進行がとても早いため「侵襲性の」歯周炎とよばれています。日本人の発症率は 0.05 ～ 0.1% なので 1,000 ～ 2,000 人に 1 人程度起こります。この歯周炎の原因はまだ解明され

ていません。免疫の問題とか、特殊な細菌が関係しているとか考えられています。侵襲性歯周炎は家族内集積がある、つまり家系に同じ病気の人が多くいることは分かっています。ご両親や祖父母が「早くから多くの歯を失っている」、「若い時から大きな入れ歯を使っている」ということはありませんか？もし心当たりがあれば、歯科医療機関で子どものむし歯（う蝕）だけでなく歯周炎も注意して診てもらいましょう。

　「歯周炎は歯みがきがちゃんとできていないから起きる病気のはず。毎日、歯みがきを丁寧にやっていればよいのでは？」と思われる人もいるでしょう。主に中高年に発症する慢性歯周炎は、プラークコントロールといって歯の根元を丁寧にブラッシングすることでリスクが下がるのですが、侵襲性歯周炎はプラークなんかほとんど付着していないきれいな口腔でも発症します。口の中が清潔なのに歯周炎が急速に進行するのは、みがき残しだらけで歯周炎になるよりむしろ怖いといえるでしょう。

　侵襲性歯周炎が10代から20代に発症する場合、体はとても健康なのですが、口の中で歯周炎だけが進行します。そして切歯[1]（真ん中4本の前歯）と第一大臼歯[2]に症状が著しく進行します。

全身疾患に伴って発症する歯周炎

　何らかの原因で体の組織や免疫が弱ると、歯周炎が発症しやすくなります。中高年が歯周炎に罹りやすいのは、免疫力や抵抗力が若い人たちより落ちるからです。一方、子どもや若い人であっても全身疾患があると歯肉溝[3]（歯と歯ぐきの隙間）に住む歯周病菌が炎症を起こ

しやすくなります。

　若い年代であっても抵抗力や免疫機能が低下する全身疾患には、ダウン症候群、小児糖尿病、白血病、そして HIV 感染などがあります。このような疾患があれば、むし歯の予防に加えて歯周炎の悪化の予防も合わせて行います。

1）切歯　2）第一大臼歯　3）歯肉溝：カラー口絵「歯と口のサイトマップ」参照

薬の副作用による歯肉増殖症

　いくつかの薬には、歯ぐき（歯肉）が腫れたり盛り上がったりする副作用が見られることがあります。これを薬物による歯肉増殖症といいます。歯肉増殖は狭い範囲で起きることもあるし、多くの歯に見られることもあります。

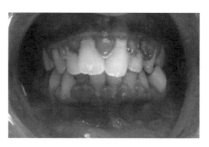

歯ぐきの増殖は前歯に多く見られ、また若い人ほど多く見られる。
Lesion, CC BY-SA 3.0 <https://creativecommons.org/licenses/by-sa/3.0>, ウィキメディア・コモンズ経由で

　歯肉増殖症の原因となる薬剤は以下のものが知られています。若い世代が多く服用しているのは抗てんかん薬です。

- 抗てんかん薬（フェニトイン）…てんかんの治療
- カルシウム拮抗薬…高血圧症や狭心症の治療
- 免疫抑制剤（シクロスポリン）…自己免疫疾患や臓器移植を伴う治療

　なぜこれらの薬を飲むと歯ぐきがもこもこと増殖するのか、長年謎

でした。最近の研究によると、私たちの細胞の核内受容体 NR4A1 が歯肉増殖と関係しているらしいと分かってきました。この受容体は、体の組織の線維化を抑える役割をしています。体のどこかに傷ができたとします。すると体はその傷を急いで治そうとします。その応急処置がまさに組織の線維化です。傷を治すために線維化は必要ですが、傷が治ったら停止しなくてはなりません。「線維化、停止せよ」と命令するのが核内受容体 NR4A1 なのです。薬物性歯肉増殖症では、薬の副作用のためにこの受容体は線維化停止の命令が出せなくなり、延々と線維化が続いているのでは、と考えられています。

心理的プレッシャーからも発症する 壊死性潰瘍性歯肉炎・歯周炎 4)

口の中が歯周病菌に乗っ取られる

中高年者に多く見られる慢性の歯周炎であれば、初期から強い痛みを感じることはほとんどありません。痛みが強くなる時はたいてい歯周炎の末期症状（歯科医師がこの歯はもう残せませんね、と告げる時）です。

壊死性潰瘍性歯肉炎とは、突然始まる強い痛み、歯肉から出血、そして発熱など激しい症状が出る歯周病です。この歯肉炎は、若くても栄養状態が極端に悪く、心理的な強いプレッシャーを感じている人に発症しやすいことが分かってきています。喫煙しているとさらに発症のリスクは上がります。人間の体が弱りきっていると口の中が歯周病菌に乗っ取られてしまうのですね。モロッコ発の報告によると、21

歳のファッションモデルの男性がこの歯肉炎を発症しました。彼は体型を維持するために過激なダイエットをしていました。20代前半の男性なんて人生でいちばんカロリーを必要とするはずなのに…。それに、ファッション業界の仕事は華やかでは

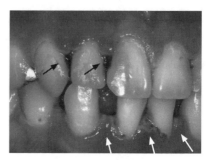

ただれた歯ぐきや出血が見られる。しかも相当痛いので、ダイエットはほどほどに…

ありますがプレッシャーも相当強いことでしょう。

　白血病や、HIVなどのウイルス感染により人間の抵抗力がとても弱くなっていると、やはり菌が勝ってしまいこの歯肉炎に罹ることがあります。きちんと栄養を摂って、睡眠時間を確保して、口の中を清潔にしてみてもなかなか歯肉炎の強い症状がよくならない場合は医療機関で血液検査などを行い、白血病のような全身的な病気について調べます。

　歯ぐきの炎症だけに留まらず、歯周組織の深いところまで影響が出ると壊死性潰瘍性歯周炎となります。歯周炎に進行してしまうと、歯槽骨の変形も生じてしまい歯周組織は完全には元通りになりません。できるだけ歯肉炎までで病状を食い止めたいものです。

4）壊死性潰瘍性歯肉炎の前身である「塹壕性歯肉炎」について：
　　p.90〜92 歯と口のヒストリービア「戦争と歯肉炎『塹壕性歯肉炎』」参照

step 4-② 口内炎

ハチミツが口内炎に効くって、本当？

　食事している際にお口の中に「あいたたた…」と不快感。鏡で口の中を覗きこんでみると、口内炎ができています。ちょっとうんざりするのですが、口内炎はしばらくすると勝手に治っています。ハチミツを塗っておくと早く治るといわれて塗ってみたこともあるでしょう。

　口内炎はほとんどが一時的な口の中だけの症状ですが、まれにがんや感染症、そして指定難病までもが隠れていることがあります。口内炎とそのようながん・難病は見た目そっくりで、口の中をちらっと見ただけで区別することはできません。痛みのないものもありますが、抗がん剤の治療による口内炎のように痛みの強いものもあります。いったい口内炎はどのように起こるのでしょうか。はたしてハチミツは本当に効果があるのでしょうか。

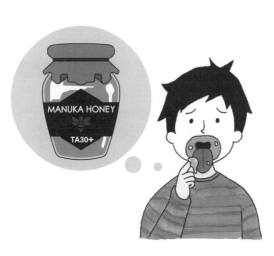

口内炎の3大原因：傷・ストレス・ウイルス

① 傷が原因の口内炎

　パリッとかんだせんべいの先が口の中に刺さってしまった時、思わず口の中をかんでしまった時、口の中に小さな傷ができます。たいていはそのまま傷口が塞がりますが、唾液の分泌が低下していたりすると細菌が増えてしまいます。すると傷口が塞がらずに潰瘍になります。

② ストレスなどが原因の口内炎

　傷がなくても口内炎はできます。ストレスや睡眠不足のせいで口腔粘膜の新陳代謝が低下することがあります。新陳代謝とは、古びた細胞と新鮮で元気な細胞が入れ替わること。口腔粘膜細胞のローテーションが滞ってしまうと、もれなく粘膜の表面が荒れてしまいます。肌荒れと同じ状況です。粘膜の表面が荒れると細菌が増え、潰瘍ができます。ストレスや睡眠不足は「かんだ傷」と違って自分で原因を実

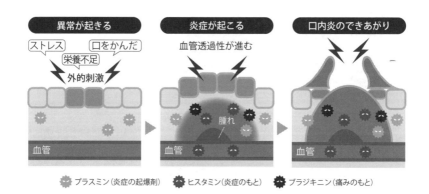

口内炎が起こるしくみ

感することが難しいですね。

③ ウイルスが原因の口内炎・口唇炎

単純ヘルペスウイルス１型

　人間に感染する８つのヘルペ
スウイルスのうち「単純ヘルペス
ウイルス１型」は口内炎・口唇
炎を起こします。感染力が大変強
く、日本人であれば 30 歳までに
人口の 50% が感染しているとい
われます。このウイルスは、普段
は耳の前あたりにある三叉神経
節に潜んでいます。そしてあなた

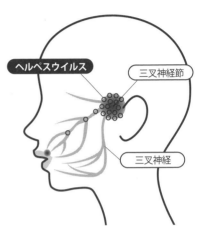

ヘルペスウイルス

三叉神経節

三叉神経

ヘルペスウイルスの潜伏場所

の体調が悪い時とか免疫力の下がった時を見計らって、ぶわっと口腔
や唇に躍り出てきます。痛みは弱いのですが、不愉快なことこの上あ
りません。多くの人は年に１〜２回程度の口内炎・口唇炎を経験し
ます。いったんあなたの三叉神経節に住み着いてしまったウイルスを、
薬などで追い出すことはできません。タチの悪い店子なんです。

目と髭剃りの傷にぜったいにうつさないで！

　口の周りにヘルペスウイルスによる炎症が起きている時、そこには
ウイルスがウヨウヨいます。ウイルスは粘膜や傷のついた皮膚に入り
込みやすいので、炎症のある時には目と髭を剃った傷にうつさないよ
うに細心の注意を払います。もしウイルスが目に入り込めば、目の

痛みや角膜の炎症を起
こします（眼部ヘルペ
ス）。もし口の周りに
できた傷口に入り込む
と、皮膚に感染を広げ
てしまいます。

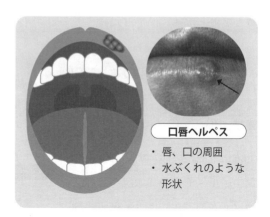

口唇ヘルペス

・ 唇、口の周囲
・ 水ぶくれのような
　形状

▌単純ヘルペスウイルス1型が生殖器へお引っ越し

　ここ最近、昔はなかった「いろんな種類の性行為」が一般化しつつ
あります。それに伴い、もともとは口の周りにしかいなかった単純ヘ
ルペスウイルス1型が性行為によって性器やお尻に引っ越していくよ
うになりました。今まで下半身に感染するウイルスは単純ヘルペスウ
イルス2型だけだったのに、1型も加わるようになったのです。国
内の調査では、性器ヘルペス初感染の約67％は単純ヘルペスウイル
ス1型によるものでした。

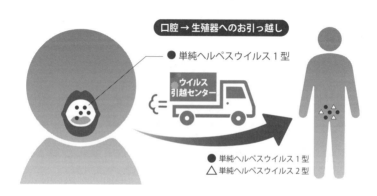

口腔 → 生殖器へのお引っ越し

● 単純ヘルペスウイルス1型

ウイルス
引越センター

● 単純ヘルペスウイルス1型
△ 単純ヘルペスウイルス2型

比較的少ないものの、全身的な病気と関係する口内炎

① 性感染症による口内炎

梅毒

▌わずか10年で患者が激増

　梅毒とは *Treponema pallidum*（トレポレーマ・パリダム）という細菌による性感染症です。日本では1970年頃まで多くの患者がいましたが、その後激減しました。そのためご年配の方は「今の日本に梅毒の患者がいるなんて信じられない」と思われるかもしれません。確かに、梅毒に感染する人は2010年頃までせいぜい1年間に500～900人程度でした。しかしその後、日本では突然感染の増加が見られ、今や1年間に5,000人以上の感染が報告されています。

しかもこの人数は全国の医療機関を訪れて、診断を受けた患者のみです。感染したことに気づいていない人、性感染症だけに病院に行くことを躊躇している

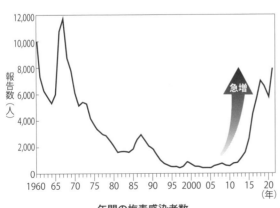

年間の梅毒感染者数
国立感染症研究所　https://www.niid.go.jp/niid/ja/syphilis-m-3/syphilis-idwrs/7816-syphilis-data.html（参照 2022-12-01）のデータを元に作成

人も多くいることでしょう。若い女性の患者数が増えていることも心配です。妊娠した女性が梅毒に感染すると、胎児に大きな影響が出るからです。

▌口の中には梅毒の特徴的な症状が出る

梅毒に感染すると、口から喉にかけてしこりや潰瘍といった症状が、感染後早期（約3週間頃）に現れることがあります。症状は口唇、舌、頬粘膜に出現するので、感染した人は食事時の違和感や痛みを感じます。およそ3か月経過した後、今度はとても特徴のある口内炎ができます。この口内炎はまるで羽を広げた蝶のように見えるため、Butterfly appearance（蝶の出現）とよばれます。口内炎のことを気軽に歯科医院で相談してもらえれば、梅毒の早期発見と感染拡大防止につながるかもしれません。

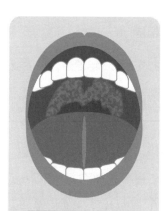

梅毒 に見られる口内炎

- 感染早期：口から喉へかけて潰瘍ができるが、そのうち消失
- 3か月後：喉に蝶が羽を広げたような形状の白い口内炎

クラミジア感染症

▌生殖器から口の中へ、細菌のお引っ越し

性感染症の病原菌は生殖器にだけ住み着いていたはずですが、さまざまな性行動により口腔内や咽頭に引っ越すものが現れました。クラ

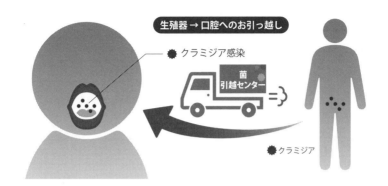

生殖器 → 口腔へのお引っ越し

クラミジア感染

菌
引越センター

クラミジア

ミジア感染症はクラミジア・トラコマチス（*chlamydia trachomatis*）という菌に感染することで起こります。日本では最もよくある性感染症で、感染者は男女ともに20代に最も多くいます。

　感染後の潜伏期間が1〜3週間と比較的長く、男女ともに無症状の人が感染者全体の半数以上います。そのため、放置しておくと悪化して生殖器や骨盤腹膜に炎症を起こしたり、男女とも不妊の原因になったりします。また、知らずにパートナーを感染させてしまいます。近年では、生殖器にしかいないはずのクラミジアをいつのまにか口腔内に「住まわせて」いる人も多くなりました。口腔内に感染すると咽頭炎などを起こしますが、これまた風邪の症状と勘違いしてしまうことも少なくありません。日本の風俗店で働く女性の口腔内にクラミジアが定着していて、客の男性の生殖器に次々と感染させているのでは？とも疑われています。海外の性感染症の専門家から「日本では口腔内がクラミジア感染の温床になっている」との警告があるくらいです。

治療はパートナーとご一緒に

　クラミジアは自然には治癒しませんが、治療をすれば治ります。パートナーと"一緒に"医療機関を受診して、"一緒に"治療をすること

が大切です。どちらかひとりだけが勇気を出して治療したって、相手の体にクラミジアがいればまたすぐに感染します。クラミジアがパートナーの間を行ったり来たりすることを「ピンポン感染」っていうんです。こんなピンポンゲームに決して参加したくはありません。

② HIV 感染後の口内炎

HIV（*Human Immunodeficiency Virus*）は、日本語でヒト免疫不全ウイルスといい、体に入り込むと人間の免疫システムを破壊します。人が HIV に感染すると、数週間後にインフルエンザに似た急性期症状が一過性に認められます。インフルエンザのような症状はそのうち消えますが無症状のウイルスキャリア状態となります。体内に不発弾のような HIV を抱えているのです。不発弾なのではっきり自覚できる症状はありません。しかし長期間かけて、HIV は感染者の免疫系統を徐々に破壊していきます。免疫が弱まってくると、ある時日和見感染や悪性腫瘍を発症して、最終段階の AIDS となります。

▌口内炎がきっかけで HIV の治療を始められる

HIV に感染しても、数年から 10 年が静かに経過していきます。この時期に口腔内には難治性の口内炎ができます。免疫が下がるからだと思われますが、HIV 感染者の 40 ～ 50％ は口内炎を繰り返すといわれています。歯科医院で口内炎の相談をしたことがきっかけで HIV 検査につながり、感染が分かることもあります。

現在のところ、HIV を体内から完全に追い出すことはできません。しかし抗 HIV 薬によって、ウイルスの増殖を抑え AIDS の発症を防ぐことはできます。感染者であっても日常生活を続け、感染していな

い人との寿命に差が出ないところまできています。せっかく治療法があるのですから、ウイルス感染の早期発見が何より大切です。

HIV ウイルスは血液、精液には多く含まれますが、唾液には血液・精液のたったの 1/100 です。涙や尿にもわずかにしか含まれません。唾液、涙、そして尿に含まれるウイルスには他人に感染する力はありません。しかもこのウイルスが健康な皮膚から入り込むことはありません。HIV ウイルスの目線で見れば健康な皮膚は鉄の鎧みたいに頑丈なのです。HIV ウイルスに感染するとすれば主に、性交渉か、血液感染か、または母親から赤ちゃんへの母子感染なのです。なお現在、日本国内の HIV 陽性の多くは 20 〜 50 代の男性です。

③ ベーチェット病（Behçet's disease）（指定難病 56）

ベーチェット病の症状は長期間、多岐にわたる。

原因不明の口内炎に繰り返し悩まされる場合、まれにベーチェット病であることがあります。ベーチェット病とは口内炎（口腔潰瘍）、外陰部潰瘍、皮膚症状、そして眼症状の 4 つの主症状と関節炎、精巣上体炎（副睾丸炎）、血管病変、消化器病変、そして中枢神経病変を含む副症状が現れたりよ

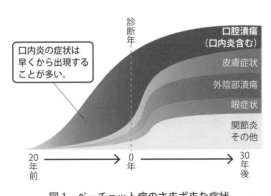

口内炎の症状は早くから出現することが多い。

診断年

口腔潰瘍（口内炎含む）

皮膚症状

外陰部潰瘍

眼症状

関節炎その他

20年前 　0年 　30年後

図 1 ベーチェット病のさまざまな症状

ベーチェット病の症状は多岐にわたるが、口内炎の症状はほぼ 100％出現。

くなったりを長期間繰り返す病変を指します。現在、国内には約2万人の患者がいると推計されています。発症する年齢は20～40歳に多く、症状の出現パターンや重症度は患者によって違います。男性の方が女性より重症化しやすいといわれています。

口内炎はベーチェット病の必発症状

ベーチェット病の原因は未だに不明で、治療法も分かっていません。**図1**によるとベーチェット病と診断されるずっと前（20年以上も前のことも！）から患者は「繰り返す口内炎」に悩まされていることが分かります。原因不明な口内炎を繰り返す人はどうかそのままにしないでください。「たかが口内炎、きっと睡眠不足のせいだ」と思いこまずに歯科で相談すれば、ベーチェット病の早期発見につながることもあるはずです。完治することは難しくても、早期に診断されればこれから

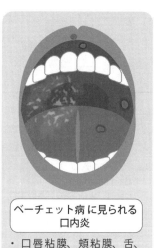

ベーチェット病に見られる口内炎

- 口唇粘膜、頬粘膜、舌、歯ぐき
- 境界明瞭
- 偽膜[5]で覆われることもある

起きるであろう体の他の部位の症状の緩和のために、少しでも備えることができるでしょう。また、難病指定を受けられれば医療費の負担も小さくなります。

ベーチェット病の口内炎の特徴

ベーチェット病で見られる口内炎は、ほとんどが10日以内に瘢痕

など残さずに治癒するのですが、再発します。口内炎がしょっちゅうできると、それだけで患者さんの生活の質を下げることになります。

5）偽膜：きちんとした構造を持っていない、体液などが固まってできた膜

いろいろな口内炎の姿かたち

① アフタ性口内炎

ストレスや疲労、睡眠不足、それによる免疫力低下によるものが多いです（まれにベーチェット病などの病気の場合もあります）。

2〜10mm程度の円形の潰瘍で、小さなものが2〜3個群がって発生することもあります。約10日〜2週間ほどで自然に消滅します。

② カタル性口内炎

入れ歯や矯正器具が接触したり、頬の内側をかんでしまったり、やけどがきっかけで起きる口内炎。

唾液の量が増えて口臭が発生したり、口の中がひりひり感じたりもします。カタルとは日本語で「だらだら流れる」みたいな意味。体の症状を表すのによく使われます。

③ びらん性口内炎

粘膜の薄い上皮が剥離しそうになっている様子をびらんといいます。びらんが広い範囲で見られる口内炎です。原因の多くはアレルギーや扁平苔癬 6) です。膠原病の口腔内症状でもあります。

6）扁平苔癬：p.146 step5-4「口腔がん」参照

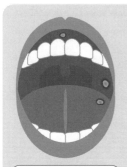

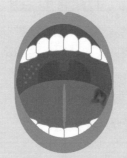

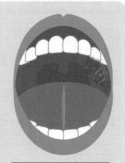

アフタ性口内炎	カタル性口内炎	びらん性口内炎
・頬・唇の内側、舌、歯ぐきなど ・境界明瞭 　2〜10mm程度 ・自然に治癒	・頬・唇の内側、舌、歯ぐきなど ・境界不明瞭 ・赤く腫れたり水疱がブツブツできる ・味覚異常を起こすこともある	・口腔粘膜の広範囲にびらんが広がる ・アレルギーや扁平苔癬などが原因

口内炎の対策

口腔内の清潔を保ち、外用薬を使用する

　まずは口腔内をできるだけきれいにします。細菌やウイルスがいたら治りが悪くなります。入れ歯は、食事やおやつの度に流水下で丁寧に洗いましょう。加えて毎日1回、入れ歯洗浄剤を使いましょう。

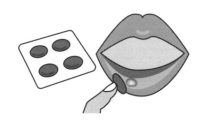

　アフタ性口内炎であれば、口腔粘膜に直接貼るタイプの外用薬がよいでしょう（付着型アフタ性口内炎治療剤）。薬局で買えるし、歯科医院で処方すること

もできます。ただし、小さいので口の奥の方にできた口内炎に貼るのが結構難しい。また、カタル性口内炎のような広がっているタイプの口内炎には不向きです。

　ステロイドを含む軟膏タイプの外用薬も使われます。軟膏薬であれば広い範囲の口内炎でも対応できます。ウイルス性の口唇炎には抗ウイルス剤の軟膏を使います。

　抗がん剤の治療を受けると、30〜40％の割合で口内炎ができます。口内炎の症状が重くなるとがんの治療に影響が出ることもあります。歯科医療機関では、口内炎の症状がつらい時のブラッシング方法の指導に加えて洗口液の選択、漢方薬、粘膜保護薬、レーザー照射など症状を和らげるお手伝いができます（※現時点で保険適用のものと適用外の治療があります）。

ハチミツ効果は科学的に証明されている

　「口内炎ができたらハチミツを塗るとよい」というのは日本だけではなく世界中で広く知られています。ですから、世界中の医療関係者が真剣になってハチミツは口内炎に効くのかどうかという研究を続けています。

　いろいろな国で2000年以降に行われた、ハチミツと口内炎に関する13の研究をまとめた報告があります。複数の研究を1つに合体させるシステマティックレビュー（systematic review）というやり方です。13件のうち12件の研究では、ハチミツの口内炎への効果がばっちり確認できました。ハチミツを塗った患者たちの症状は、塗らなかったグループと比べて軽くすみ、また短い期間で治っ

たのです。残り1件の研究では、口内炎の症状は統計学的には改善しませんでした。この研究では患者グループにマヌカハニー（coffee break参照）が使用されていました。

　ハチミツにはポリフェノール、アスコルビン酸、カロチン、有機酸、いろいろな酵素、そして各種タンパク質が含まれています。それらの合わせ技で強い抗酸化作用（活性酸素を除去する作用）が生まれるようです。私たちの細胞をチクチク傷つける活性酸素は口内炎のところで盛んに発生しますが、それをハチミツが消してくれるのです。加えてハチミツには抗菌力もあります。蜂の巣に細菌が繁殖したら蜂がみんな死んでしまうので、ハチミツには強い抗生物質が含まれているのです。またドロリとした形状が、傷口を保護してくれます。ただし、ハチミツはむし歯の原因になることはお忘れなく。

coffee break

マヌカハニーの今後の研究が楽しみ

　マヌカハニーはニュージーランドに植生するマヌカという植物から採れるハチミツです。マヌカは、ニュージーランドのマオリ族によって昔から薬草として使われていました。薬草から採れるハチミツだから、普通の蜜よりもさらに強い抗酸化作用や抗菌作用があるといわれています。メチルグリオキザール（MGO）という成分がマヌカハニーのパワーです。市販されているマヌカハニーは、MGO含有量で値段が全然違います。口内炎にも効きそうな感じですが…。

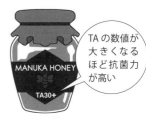

TAの数値が大きくなるほど抗菌力が高い

マヌカハニーは同じように見えてもMGOなどの"格付け"が上がると値段が倍々に高くなる。

ビタミン B 群と口内炎

　中国で行われた「ビタミン B 群の摂取と口内炎」についての 14 の研究を 1 つにまとめた報告があります。それによると再発性アフタ

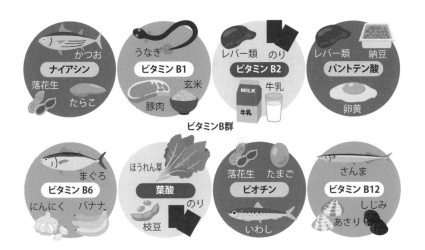

ビタミンB群

　13 件の研究のうち 12 件で口内炎の症状が改善したとなれば、ほぼハチミツに効果はあるといえるでしょう。でも、どんな口内炎でも改善させることができるのか？ マヌカハニーは口内炎には本当に効果がないのか？ など、ハチミツについて知りたいことがまだ多くあります。おっと、ハチミツは残念ながらむし歯の原因菌の栄養になりますので、むし歯予防のためには食べすぎに注意しましょう。また、ハチミツは 1 歳未満の子どもには与えてはいけません。

　ところでマヌカハニーはとても人気がある食品です。ニュージーランドのマヌカハニー協会（Unique Manuka Factor Honey Association）の調査によると、確認した輸出量の数倍が世界中で販売されているそうです。協会は、ニセモノや薄めた蜜が多く世界に出回っているようだ、と大変おかんむりです。

性口内炎の患者にビタミンBサプリメントを飲んでもらったところ、飲んでいないグループと比べて口内炎が改善しました。ビタミンB群には粘膜を健康に保つ働きがあります。栄養が偏ったりきちんと食事がとれなかったりしてビタミンB群が不足すれば、当然口内炎が発症しやすくなるでしょう。しかし、ビタミンB群がどんなタイプの口内炎に効果があるのかなどまだ不明です。

ヘルペス性口唇炎には専用のリップクリームを試してみては?

　炎症が唇に起きると痛いだけではなく他の人に見えてしまうし、化粧もできなくなるのでうんざりします。もしあなたの口唇炎がヘルペスウイルスが原因だとしたら、試してほしいリップクリームがあります。それは「リジン(Lysine)配合のリップクリーム」です。リジンはアミノ酸の一種ですが、人間の体内で作ることはできないため、私たちは食材から摂取しています。そのリジンがヘルペスの予防や治療に効果がありそうだ、と世界中で長らく研究が行われてきました。しかし「効果あり」の報告も「効果なし」の報告もあるのです。リジンのサプリメントもありますが、リジン配合リップクリームであればより気軽に試せると思います。ネットなどで1つ1,000円程度で購入できます。

治りにくい口内炎は必ず歯科等医療機関を受診!!

　先にお伝えしたように、口内炎の背景には思わぬ病気が隠れていることもあります。原因も分からないまま繰り返したりしていませんか?たかが口内炎と侮らず、必ず歯科等医療機関を受診しましょう。

step 4-❸ 顎関節症

マッサージでほとんど改善するが、救急搬送されることもある？！

あなたは次の３つの症状のいずれかを経験したことがありますか？

1. 顎が引っかかって口が思うように開かない。

2. 顎を動かすと雑音がする。

3. 顎、側頭部、耳の中や前が痛くなる。

このような顎関節に生じる症状のことを顎関節症といいます。

学校で毎年実施する歯科健診には、むし歯や歯周病と並んで顎関節に関する診査項目があります。顎関節は脳のすぐ近くにあります。その関節に痛みなどあれば、勉強やスポーツに集中できません。ですか

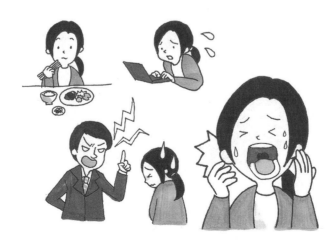

1

2

3

4

5

6

7

ら子どもたちの顎関節に問題がないか、当然診査します。

　顎が痛い、開きづらいなんて困った症状ですが、たいていは自分で
できるマッサージで改善します。しかしマッサージですべてよくなる
わけではなく、歯科医療機関を受診した方がよいものもあります。そ
れどころか、まれに歯科医院からICU（集中治療室）に直行という
こともあるのです。

どれくらいの人が顎関節症を経験するのでしょう

　歯科疾患実態調査とは厚生労働省の実施する口腔・歯科専門の調査
で、1歳から高齢者までの幅広い年代の人を対象としています。平成
28年歯科疾患実態調査によると「口を大きく開け閉めしたとき、顎
の音がある」人が約15%いました。つまり6～7人に1人は顎の
音を感じたことがあるということです。また「口を大きく開け閉めし
たとき、顎の痛みがある」人は3～4%でした。地域・職業を限定
して行われた調査もあります。首都圏の会社員を対象とした調査では、
16.4%が顎関節症と診断されました。

　学校保健統計とは文部科学省が毎年実施している調査で、園や学校
に属する子どもたちを対象としています。学校保健統計の最新版（令
和2年度）によると、子どもが小さいうちは顎関節の症状はほとん
ど見られませんでした。高校生であっても顎関節の痛み・開口障害な
どを訴えるのは全体の約0.5%と決して多くはありませんでした。

顎関節症にはリスク因子があり過ぎる

　顎関節症がどのように発症するのかについてはまだ分からないことが多くあります。むし歯や歯周病については発症や治療についてある程度研究が進んでいるのですが…。

　顎関節症のリスクとして報告されているのは歯ぎしり・食いしばり、緊張する仕事、多忙な生活、対人関係、固いものや長時間の咀嚼、楽器演奏、長時間のデスクワーク、単純作業、重量物運搬、編み物、絵画、料理、いくつかのスポーツ…これだけあれば誰だって何かしら思い当たることがあります。おっと外反母趾、日中や寝ている時の姿勢、睡眠障害も顎関節症と関連があるとか。こんなにもさまざまなリスクがあると、もうあなたに顎関節症の症状が何もないことの方が不思議なくらいです。

　リスクが多すぎるため、もし顎関節症と診断されたとしてもかえって何が原因かはっきりしないかもしれません。小さなリスクがいくつも重なって発症することもあります。症状があるにもかかわらず医療者に「原因はよく分からない」と言われると患者さんは不安になります。それに、ここで挙げたリスクにはなくせるものもあればなくせないものもあるでしょう。たとえば仕事にどれだけ緊張が伴うとしても、顎関節症が改善するかもしれないといって仕事を辞められるか転職できるかといえば、たいていの人にはそれは無理。ですが固いものの咀嚼を避けるとか正しい姿勢をとるというのであれば、誰だってすぐにでもできます。リスクをできるだけ減らして、症状を和らげる方法を医療者と相談しながら改善を目指します。

顎関節症かも？まずはマッサージをしてみましょう

マッサージをすると症状がよくなる場合

　顎の関節は、頭蓋骨の窪み（下顎窩）に下顎の半球状の端（下顎頭）がはまり込んでできています。この関節にはいろいろな筋肉がくっついています。顎の不調や原因不明の奥歯の痛みは、もしかしたら顎まわりの筋肉痛が関係しているかもしれません。顎まわりの筋肉と首・肩の筋肉は「連動して」凝ってしまうので、これらの筋肉はまとめてリラックスさせましょう。口絵写真の「顎関節症　改善マッサージ」を参考にしながら自分でマッサージをしてみましょう。

　マッサージで痛みがよくなったら、筋性の顎関節症です。これは、咀嚼筋（側頭筋・咬筋）に痛みが発生する、筋肉痛の一種です。

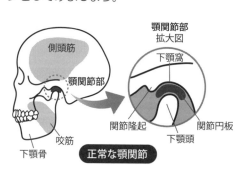

顎関節部
拡大図

側頭筋

顎関節部

下顎窩

関節隆起　　　関節円板
下顎頭

咬筋

下顎骨　　　正常な顎関節

マッサージをしても症状がよくならない場合

　マッサージをしても痛みがよくならない時は、次のことも考えられます。歯科医療機関で相談されることをお勧めします。

●関節性の顎関節症

　顎の関節がねんざしたような状態になり、痛みが出る。

●顎関節円板障害

　関節円板とは、関節の骨と骨の間にあるクッション。その関節円板

が正しい位置からずれているために起こる
障害。顎を開いたり閉じたりする時に、下
顎頭が関節円板に引っかかったり乗り越え
たりすると「パキン、カリッ」という短い
音（クリック音）がする。

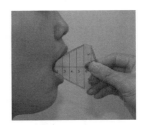
聴診器で関節音を診察

●変形性顎関節症

　骨が変形したり、関節内部に炎症が起き
たりしている。肘や膝などに起こる変形性関節炎の仲間。骨と骨がこ
すれて「ゴリゴリ・ジャリジャリ」という長めの音（クレピタス音）
がする。

●関節そのものに原因がない

　顎関節そのものは正常であっても、ほかのことが原因で顎関節に症
状が出ることがあります。たとえば顎関節の近くにある親知らずや耳・
鼻・のどの炎症です。

開口障害

　顎関節症の症状のひとつに「口をあけよ
うとしてもどうしてもあかない」という開
口障害があります。そもそも口をどれだ
けあけられるかには個人差がありますが、
40㎜以上あけることができれば正常です。
指を3本揃えて上下の歯の間に縦に入れる
ことができてもOKで、これだけ開口できればビッグマックにかぶ
りつくことができるはずです。おっと私は断然「ワッパー派」ですが…。

専用の測定器で
最大開口量を測定

突然開口障害が出た？
屋外で怪我をしたのであれば、急いで医療機関へ

　破傷風とは、土壌に生息する破傷風菌に感染すると発症する病気です。健康な皮膚であれば細菌は入り込めませんが、たまたま傷口などあると破傷風菌が体内に侵入して毒素を出します。致死率は衝撃の60%、感染すると命に関わります。今の日本では12歳頃までに予防接種を受けるため症例は少ないのですが、それでも年間に約100症例くらいは報告されています。破傷風の初期症状として顎のだるさや開口障害があるため、感染に気づいていない患者が最初に歯科を受診することもあります。歯科医は患者に家の外での怪我の経験などを聞いて破傷風を疑えば、即刻ICUのある医療機関へ患者を送ります。農作業や、台風など自然災害後の片づけをする際は「破傷風菌がいるかもしれない」と心して作業することが大切です。手袋、長靴、長袖・長ズボン、フェイスシールドなどの準備も万全にしましょう。

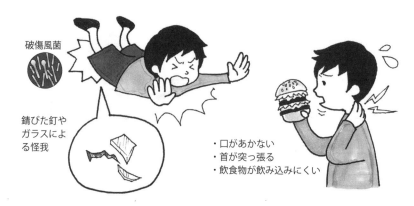

破傷風菌

錆びた釘やガラスによる怪我

・口があかない
・首が突っ張る
・飲食物が飲み込みにくい

破傷風の初期症状
屋外で怪我をした後、突然口があきにくくなったら必ず医療機関を受診！

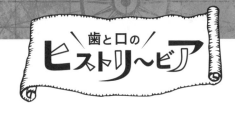

☪ ベーチェットはトルコの偉人

トルコ

　ベーチェット（Hulusi Behçet）はトルコ
の皮膚科医です。1930年代頃、彼は原因不
明の皮膚の炎症を訴える患者の多くが「口内炎
がしょっちゅうできて困っている」と話すこと
に気づきました。それだけではなく、目の炎症
と生殖器の病変も同時に見られる患者がいるこ
とを発見しました。ベーチェットはその謎の病
気について世界で初めて報告しました。

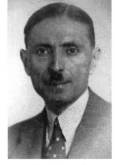

ベーチェット
Republic2011, CC BY 3.0
<https://creativecommons.
org/licenses/by/3.0>, ウィキ
メディア・コモンズ経由で

　ベーチェット病は地中海沿岸から日本に至る
「シルクロード」に沿った国々に多くの患者が
見られます。トルコ、イラン、中国、そして日本などです。日本国内
の患者分布に注目すると「北高・南低」という特色があり、北国の出
身者に患者が多く見られます。しかし、世界的にも日本国内でも、特
定の地域になぜベーチェット病が発生しやすいのかは謎のままです。

　ところでベーチェットが生まれた頃、現在のトルコはまだオスマン
帝国でした。この帝国はいちばん勢力のあった時代には、現在のトル
コを中心にしてヨーロッパだけでなくアフリカ、中東まで領土があり
ました。ここでトルコ国民に代わって私が日本のみなさまに申し上
げたいことがあります。「ベーチェット病発見で世界的に有名なベー
チェットは、トルコ人です！」。病気や症候群の発見者の多くは西欧
出身です。そのせいか、ベーチェットがトルコ人であることがあま

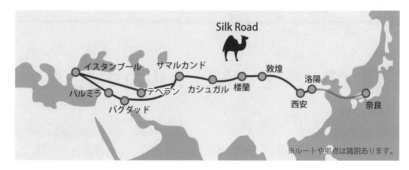

Silk Road

イスタンブール　サマルカンド　敦煌

パルミラ　テヘラン　カシュガル　楼蘭　洛陽

バグダッド　西安　奈良

※ルートや拠点は諸説あります。

シルクロード沿いの地域にベーチェット病患者が多い

り知られていないのが、トルコ国民の大きな不満なのです。オスマン帝国の末裔たちの誇りを感じます。ベーチェットはトルコでは切手にもなりました。

戦争と歯肉炎「塹壕性歯肉炎」
ヨーロッパ

　第一次世界大戦（1914 ～ 1918 年）の前線では、若い兵士たちに奇妙な歯肉炎が多発していました。兵士たちは口の中が痛いと苦しがります。口の中を見るとひどい歯肉炎が起きていて、出血もあり、高熱も出ます。同じような症状の兵士が国籍にかかわらずあちこちの前線に出たので、伝染病ではないかとも疑われましたが、そうではなさそうです。第一次世界大戦の戦場はヨーロッパです。敵と味方が互いに塹壕からにらみ合う長期戦にもつれこみました。そのためこ

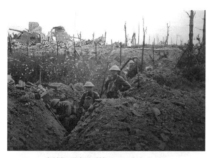

塹壕に身を潜める兵士たち

の歯肉炎はいつしか「塹壕性歯肉炎」とよばれるようになりました。

　紀元前400年頃の歴史書にもすでに、この歯肉炎が前線の兵士を苦しめている、との記述があるそうです。その後もこの歯肉炎は戦争が起こるたびに兵士たちを悩ませ続けました。若くて元気、本来であれば病気知らずのはずの兵士の口の中でいったい何が起きていたのでしょうか。

　戦争の最前線へ送られた兵士は、満足な食事もできず、ゆっくり眠ることもできず、いつ殺されるか分からない極度の緊張状態でした。そして唯一の楽しみがタバコ。まさに口腔細菌が大暴れする条件がすべて揃っていたのです。

デジタル革命時代の兵士は…

　現在、この歯肉炎は壊死性潰瘍性歯肉炎とよばれています。塹壕に身を潜めている兵士でなくても発症します。ある日「口の中が痛くてたまらない。水も飲めない」と訴えて、20代の女性がよろめくように歯科医院を受診されました。口の中を見ると出血を伴う歯肉炎で、痛々しい潰瘍もできていました。熱もあり、壊死性潰瘍性歯肉炎が強く疑われました。彼女はIT関係の仕事をしているそうですが、締め切りに間に合わせるため1週間会社に泊まり

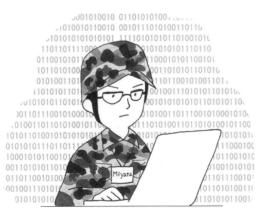

デジタル時代の兵士は塹壕を出てIT企業にいる??

込みでした。仮眠室などなく、眠たくなるとソファで横になっていました。食事をする時間が惜しかったのでパックのゼリー飲料やカップ麺を食べていました。何とか締め切りに間に合って、ほっとした直後に突然歯肉炎を発症した様子でした。

　IT 関連の仕事は激務だと聞きます。でも、他の業種と比べてある程度高給で若い人たちには人気です。デジタル革命といわれる時代の兵士は、IT 産業で働く人たちかもしれません。

謎の注射は馬の祟りのせい？？ 東京医科歯科大学の怪

　私たちが東京医科歯科大学に入学した時、まず新入生全員に対して破傷風のワクチン接種がありました。「何を今さら破傷風？」と新入生はみんな不思議に思いました。

　東京医科歯科大学は千葉県市川市国府台（こうのだい）に教養課程のキャンパスがあります。そこはそもそも、大日本帝国陸軍の敷地でした。そのため死亡した軍馬を多数埋めたとかで、地中に破傷風菌が多く生息しているのだそうです。馬も破傷風菌も、どうか地中の深ーいところで安らかにしていてください…。

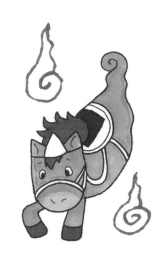

step
5

ミドル世代のみなさんへ

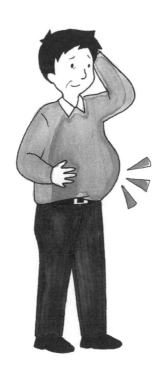

40歳のお誕生日は、歯周炎の予防をスタートする日

「歯が悪い」、「歯が悪くなった」っていう話を耳にします。

「歯が悪い」には、歯科的には2種類の病状があります。1つはむし歯（う蝕）や外傷で歯そのものが悪くなること。歯に穴があいたり欠けたりすることです。もう1つは歯そのものには何も問題もないのだけれど、歯を支える骨が減ってしまったために痛くなったり食材がかめなくなったりすることです。正確には歯が悪いのではなく「歯を支える骨が悪い」のです。これを歯の周りの炎症・歯周炎といいます。

歯周炎は高血圧や肥満・糖尿病と同じように中高年世代が多く罹る疾患で、普通若い世代ではあまり問題にはなりません。歯周炎は、口の中に住んでいる歯周病菌が免疫細胞より強くなると発症します。あなたが若い時、口の中の隅の方でおとなしくしていた歯周病菌が、ある年齢を境にしてジワリと侵略を開始するのです。ですから遅くても40歳のお誕生日ごろからは歯周炎の対策を始めましょう。

歯周炎は歯肉溝から始まる

歯を支えている、歯の周りの図を見てみましょう（**図1**）。歯は骨の中にすっぽりと埋まっています。ただ埋まっているだけだと指で歯

を引っ張るとすぽっと抜けてしまうでしょう。でも、自分の歯を強く引っ張ってみても抜けたりしません。わずかに動く程度です。歯と骨は歯根膜線維という無数の線維で固定されているからです。

　歯ぐき（歯肉）と歯の接しているところはぐるりと一周溝になっていて、歯肉溝とよびます。健康な歯肉溝は深さが１〜２mmくらいですが、この歯肉溝にご注目！歯周炎はここから始まるのです。さてここで、口の中に住んでいる細菌のつもりになって、口の中でどこがいちばん住みやすいか考えてみましょう。歯の表面に住む？毎日２回、３回と歯ブラシでゴシゴシ掃除されてしまいますよ。とても住める場所ではありません。歯ぐきや粘膜はどうでしょう。歯ぐきや粘膜に張りついていたら歯ブラシでこすられることはないのですが、歯ぐきや粘膜は定期的に表面が剥がれ落ちています。剥がれる際、粘膜にくっついている細菌もいっしょにサヨナラです。一方、歯肉溝は歯ブラシの毛先がなかなか入っていけない、構造上の弱みがあります。細菌が安心して定住できるところなのです。

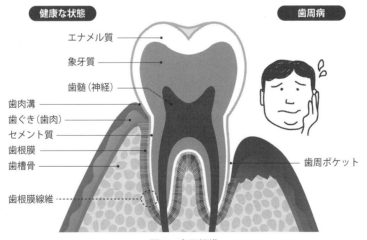

図１　歯周組織

歯周病菌にあおられて暴発する免疫細胞

　歯肉溝にいったん住み着いた歯周病菌は、自分たちの居場所を広げようと考えます。それには溝を深くすればいい。そこで細菌は、人間の免疫細胞をけしかけて自分たちをわざと攻撃させます。免疫細胞って私たちの体を守ってくれる前線の兵隊です。免疫細胞は細菌を退治しようとするのですが、ついつい大がかりに攻撃してしまいます。細菌退治のために、歯肉溝を必要以上にひどく傷つけてしまうのです。これを私は「ドラえもんのネズミ退治現象」とよんでいます。

　ドラえもんはネズミが大っ嫌い。家の中のネズミ１匹を退治するために家を爆破しようとします。冷静に考えれば、たかだかネズミ１匹を殺すためには殺鼠剤を撒いておくくらいで十分なはず。でもドラえもんはネズミへの恐怖心が大き過ぎて冷静にはなれません。ネズミを完全に駆除するために家ごと破壊したいのです。ネズミ１匹を駆除するためだけに家を失うなんて、あまりにも大きな代償です。歯肉溝は残念なことに、私たちの免疫細胞によって大きく破壊され、深く

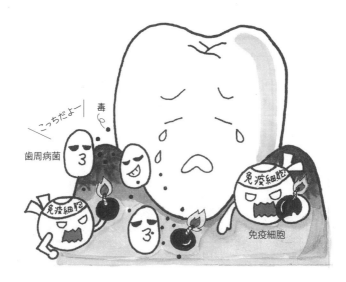

なります。免疫細胞としては歯周病菌を全滅させることが何より大切なのです。しかし歯肉溝が深くなると細菌はもっと安全な住みかを手に入れることができます。まるで免疫細胞は歯周病菌に操られているかのようです。

歯周病菌の好むエサは、なんとあなた自身

　歯肉溝に住む歯周病菌のエサはタンパク質です。とはいうもののあなたがランチで食べたマグロの刺身やとんかつのおこぼれを頂いているわけではありません。あなたの歯ぐきを傷つけ、むしり取ってエサにしているのです。歯周病菌はプロテアーゼという酵素（タンパク質分解酵素）をふりまいて歯ぐきを溶かし、傷つけます。プロテアーゼ？聞き慣れない言葉ですが、料理と関係が深い酵素なのです。パイナップルにはプロテアーゼが多く含まれています。酢豚など肉料理にパイ

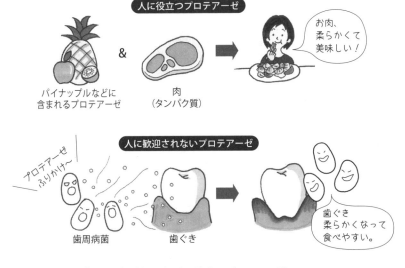

タンパク質を分解する酵素、プロテアーゼ

ナップルを使うのは、プロテアーゼが肉のタンパク質を分解してやわらかな食感にしてくれるから。酢豚はみんなから大歓迎ですが、歯周病菌のプロテアーゼはわずかでも NO THANK YOU。歯ぐきを傷つけられるなんて絶対に嫌です。なので歯周病菌からプロテアーゼを出させないように食い止めなければなりません。

歯肉溝がどんどん深くなる悪循環

　歯肉溝が"がんばり過ぎた"免疫細胞によって傷つけられると、細菌にとってさらにメリットがあります。自分たちがプロテアーゼなんか出さなくても、傷ついた歯ぐきから溝の中にタンパク質やら血液やらが自然と流れ出てくるのです。特に血液は鉄分をはじめいろいろな栄養成分をたっぷり含んでいるので、ここに住む歯周病菌にとって何よりのごちそうになります。血液で栄養補給した細菌はさらに領土を広げていきます。歯周病菌が活発に領土拡大していることに免疫細胞が気づくと、慌てて総攻撃を仕掛けてしまいます。大掛かりな攻撃でまたもや歯ぐきを破壊してしまうのです。歯ぐきだけではなく、歯の根面を覆う歯根膜も破壊され始めます。歯根膜がなくなると歯を骨に固定させている無数の歯根膜線維がプチプチ切れてしまいます。

ついに骨までが溶ける

　この頃になると、私たちの体は歯周病菌を歯肉溝から何とかして追い出そうと知恵を振り絞ります。そして「そうだ、深くなってしまった歯肉溝を浅くすればいいんだ」と思いつきます。それで、歯の周りの骨を溶かして歯ぐきの位置を下げようとします。わざわざ骨なんか溶かさなくても細菌を追い出す方法は他にもあるのですが、私たちの

体はそんなことを知りません。頼んでもいないのにとにかく骨を溶かして歯肉溝を元の2mmに戻そうとします。溝が浅くなると細菌は減りますが、減ったところで骨が回復するわけではありません。歯槽骨はいったん溶かされて減ってしまうと、自然には決して元に戻らないのです。歯槽骨が溶け始める頃、歯肉溝は歯周ポケットと歯科的にはありがたくない名前に変わります（**図1**）。深い歯周ポケットは歯槽骨が変形しているサインなのです。

治ったかな？と歯周病菌にうっかり騙されてしまう

　私たちは歯周炎にはなかなか気づくことができません。久しぶりに歯科の検診でも受けてみようかな、と歯科医院へ行ってみたら「あなたの歯周炎はずいぶんと進行していますよ」と言われて大ショック！とは、よく耳にする“歯科医院あるある”です。どうしてこのようなことが起きるのでしょうか。

　歯周炎は“階段を降りていくように”進行するといわれています（**図2**）。病状が進行している間、歯ぐきに痛みや腫れを感じるかもしれません。するとあなたは「これは歯科医院に行ったほうがよさそうだ」と思うことでしょう（活動期）。ところがいつ予約を取ろうかな、どこの歯科医院に行けばいいだろう、なんて考えているうちにその症状がふっと消えるのです。「おや？ 腫れがなくなった。どうやら治ったらしい」、「この歯ぐきの痛みは一時的なものだったのだろう」と安心して歯科医院のことなんて忘れてしまいます（静止期）。しばらく時間が経ったころ、また痛みや腫れを感じます。あなたは今度こそ歯科医院を受診しようと思いますが、また症状が治まって行きそびれま

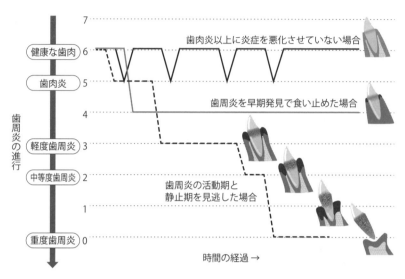

図2 慢性歯周炎の進行パターン

す。症状が治まったのは歯周炎が治ったのではなく進行が一時的に停止しているだけなのに、そのことには気づきにくいのです。あたかも歯周病菌に騙されているかのようです。

　歯周炎は口の中だけでなく、体の疾患にも大きな影響を及ぼします。次に歯周炎と関わりの深い病気などについて見ていきましょう。

糖尿病と歯周炎

　歯周炎を一言で説明すると、歯周病菌と私たちの体の免疫機能との戦いです。40歳以上になると歯周炎のリスクが高くなるのは年をとるにしたがって免疫力が下がるからです。糖尿病に罹っていると免疫力が下がります。年をとると誰だって免疫力が下がるのに、糖尿病に罹っていればさらに下がります。だから、糖尿病に罹って免疫力の弱

くなっている人は歯周炎が治りにくかったり悪化しやすかったりします。

　糖尿病になるとなぜ免疫力が下がるのでしょうか。私たちの血管には栄養剤であるブドウ糖が流れています。血管の中を金平糖のつぶつぶが流れていると想像してみるとよいでしょう。金平糖のつぶつぶが適量流れていても、何の問題もありません。しかし多量の金平糖が細くて柔らかな血管を流れたらどうなるでしょう。血管の皮は金平糖のせいで傷だらけになってしまいます。体の隅々まで栄養やら酸素やらを送る血管のあちこちが破れてヨレヨレになっているとしたら、もう免疫はまともに機能できません。歯周組織は歯周病菌にやられっぱなしです。

　逆に歯周炎に罹っていることに気がつかないでいるとか、歯周炎の対策をしないままでいると、せっかく糖尿病の治療をしているのに、期待しているような効果が出ないこともあります。歯周炎っていう病

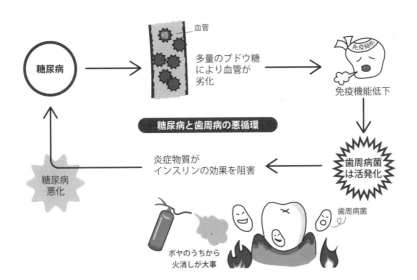

101

名から分かるように、歯の周りには炎症が起きています。「炎」という漢字には火が2つも含まれていますね。強い痛みが起きるような炎症は、火がぼうぼう燃えさかっているような火事。一方、強い痛みのない炎症というのは、じわじわとくすぶり続けているような火事。40歳以上の人が罹りやすい慢性歯周炎では、多くの場合、強い痛みは感じません。ボヤがくすぶり続けている火事です。メラメラとした炎は見えませんが、ボヤが続けば当然有害な物質がずっと発生しているということ。ボヤから出続ける有害な物質のせいで、血糖をコントロールするはずのインスリンの効果が出にくくなるのです。ボヤに気づかず一生懸命糖尿病を改善する治療を受けても、治療の効果が出にくいことがお分かりになるかと思います。糖尿病の治療を始めるにあたっては、歯科で歯周炎の治療も同時に開始してボヤを消し止めなければいけません。

肥満と歯周炎

「糖尿病と診断されたことはないし、血糖値も正常範囲」というあなた。肥満はいかがでしょうか。最近、体重計に乗ってみましたか？糖尿病ではなくても、肥満であれば歯周炎になりやすく、また治療しても思ったように症状が改善しないこともあります。

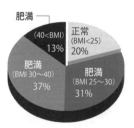

図3　新型コロナウイルス感染者でICUで入院した者のBMI
イングランド、ウェールズおよび北アイルランドのICUに2021年5月から12月に入院した新型コロナウイルス感染者14,137名対象。
BMI25以上は肥満、ICUに入院した者のうち80%は肥満であった。

ICNARC（intensive care national audit &research centre) report on COVID-19 in critical care: England, Wales and Northern Ireland 13 October 2022

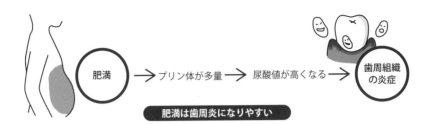

肥満 → プリン体が多量 → 尿酸値が高くなる → 歯周組織の炎症

肥満は歯周炎になりやすい

　以前から肥満の人はいろいろな感染症に罹りやすいし、重症化しやすいといわれてきました。新型コロナウイルス感染症だって例外ではなく、肥満体型の人は普通の体型の人に比べて死亡リスクも重症化リスクも高いことが報告されています（図3 ※）。

　しかし肥満の人がどうして歯周炎に罹りやすかったり重症化しやすいのか？ についてはまだ研究の途中で、いろいろな仮説が立てられているところです。肥満マウスの研究では新しい発見がありました。カロリーの高いエサをひたすら食べさせられた肥満マウスの体内では、プリン体がたくさん作られるために尿酸値が高くなります。その多すぎる尿酸がマウスの口腔内に歯周炎を発症させました。尿酸は、

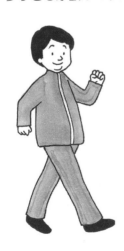

体内の濃度が高くなると炎症を起こしやすくなります。歯周炎の患者がどんなに丁寧に歯みがきをしても、過剰に出ている尿酸をコントロールできなければ炎症を止めることはできません。

　一生懸命歯みがきをして歯科医院に通っても思ったような治療効果が表れない。そんな時は体重や体脂肪率を測ってみましょう。もし肥満傾向であれば、ウォーキングを始める

とか、ランチメニューをかつ丼から煮魚定食に変えるとかして減量に
チャレンジしてみると、歯ぐきが元気になるかもしれません。歯周病
の治療スケジュールの中に「ダイエットの指導」があったとしても、
驚くことではありません。むしろこれからの治療の最先端になるはず
です。

※円グラフの構成比は小数点以下を四捨五入しているため、合計しても必ずしも
　100% とはならない。

タバコと歯周炎

　タバコは口にとって最悪の敵です。タバコの煙には数千もの化学物
質が含まれています。そのうち発がん性物質は 200 も 300 もあり
ます。タバコは口で吸われるため、300 もの発がん性物質まみれの
煙が、まず口腔内にぶわーっと充満します。タバコに含まれる発がん
性物質は口を通過した後、気管や肺の隅々にまで行き渡りますが、口
腔内での濃度がいちばん高い。タバコを 1 本吸うたびに、口腔内に

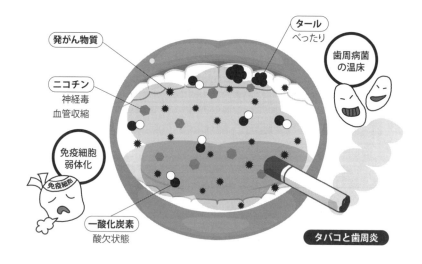

は発がん性物質の暴風雨が吹き荒れます。デリケートな口の細胞は喫煙によって毎日 20 回（場合によっては 40 回のことも！）この発がん性物質の暴風雨にさらされています。

　タバコは歯周炎の原因にもなります。タバコを吸っている人はみんな歯周炎になっているといってもいいくらいです。

　まず、タバコの煙に含まれる猛毒・一酸化炭素が口にダメージを与えます。一酸化炭素が発生すると急激な酸素不足になります。日本では、各種中毒による死亡の約 6 割が一酸化炭素によるものだそうです。喫煙すると、そんな恐ろしい一酸化炭素が口の中で充満し、口の組織を酸欠状態にします。酸欠状態では、あなたの免疫細胞は歯周病菌のような外敵とはとても戦えません。

　続いてニコチンの毒性について。そもそもニコチンはタバコが「昆虫に葉っぱを食べられないように」と、せっせと作っている毒なのです。この毒は、一種の神経毒（神経を傷める作用）です。ニコチンの作用で血管がぎゅーっと縮められてしまうと酸素も栄養も組織に供給されなくなります。そのため喫煙者の歯ぐきは血色が悪く貧血気味です。喫煙していると歯肉溝を刺激しても出血しません。出血すらできないくらい血管が縮こまっているのです。ニコチンにはまた、私たちの免疫機能を下げてしまう作用もあります。人間の免疫機能が下がるということは歯周病菌と戦ってくれる兵隊である免疫細胞が、働けなくなるということ。歯周病菌は敵兵のいない口の中でやりたい放題です。

　3 つめの有害物質はタール。タバコを吸っている人の歯にべったりと付着している黒っぽいものです。タールは歯ブラシで強くこすっても取れません。べとっとしたタールに歯周病菌がくっついて、歯面から剥がれにくくなります。

骨粗鬆症と歯周炎

　骨粗鬆症とは、全身の骨がもろくなって骨折しやすくなる病気です。この病気の患者のほとんどが中年以降の女性です。体の中で骨ができる仕組みにはエストロゲンというホルモンが関係しています。このホルモンは、ほぼ卵巣で作られます。女性は閉経するともれなく卵巣機能が低下するので、エストロゲンの分泌も当然低下してしまい、骨がもろくなってしまうのです。

　骨は、お肌や髪の毛と同じように新陳代謝を繰り返しています。古くなった骨をどんどん壊しながら新しい骨を作っていくのです。古い骨を壊すのが「破骨細胞」の役目であり、新しい骨を作るのが「骨芽細胞」です。この2種類の細胞のおかげで、いつも作りたての新鮮な骨でいられます。エストロゲンは、骨の製造ラインで破骨細胞の働きを監視しています。破骨細胞が骨を壊し過ぎないように、上手にブレーキをかけているのです。卵巣機能が下がってエストロゲンが少なくなると、このブレーキが効かなくなります。すると骨が壊され過ぎてしまうのです。

　歯周炎とは、歯そのものが傷むのではなく歯を支える骨が減っていく状態です。硬くてしっかりした歯槽骨であっても歯周炎によって

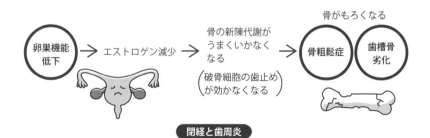

閉経と歯周炎

減ってしまうのです。閉経後に骨粗鬆症が始まると歯槽骨がもろくなるため、歯周炎が進行しやすくなります。

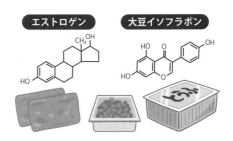

閉経を迎えた女性であれば誰だって「大切な骨を壊されてはたまらない。破骨細胞をストップさせたい」と思います。でも卵巣の機能が低下してしまったら、体内でエストロゲンを十分な量を分泌させることはできません。そこで最近注目されているのがイソフラボンという栄養素です。イソフラボンの形（化学的構造）がエストロゲンに似ており、私たちの体内でエストロゲンの代役をやってくれるのです。イソフラボンは大豆のポリフェノールですから、毎日の食事に豆腐や油揚げなどの大豆製品を取り入れるとエストロゲン不足による骨粗鬆症の予防に効果的です。骨粗鬆症の予防はもちろん、歯周炎の予防にも繋がります。

関節リウマチと歯周炎

「歯みがきが上手にできないから歯周炎になる」と思われていた時代も

自己免疫疾患とよばれる種類の病気があります。インフルエンザで熱が出て苦しいのは、インフルエンザウイルスに感染したから。食中毒でひどい下痢になるのは、下痢を引き起こす悪い細菌を食べてしまったから。これらはウイルスや細菌という外敵が引き起こした症状です。自分の体の免疫細胞・つまり兵隊が、外敵ではなく自分自身を

攻撃する病気が自己免疫疾患です。関節リウマチは、自己免疫疾患と考えられています。体のあちこちにある関節の中で、抗体（免疫細胞が敵に向かって投げる爆弾）がせっせと生産されて小爆発を繰り返します。当然患者は関節が痛くなったり痛みのせいで自由に動かすことができなくなったりします。そんな関節リウマチの患者が歯科を受診すると、歯周炎に罹っていることがよくあります。20年くらい前までは「リウマチのせいで歯みがきが上手に行えない。それで歯周炎になりやすい」と思われていました。しかし、リウマチのない人より歯をきれいにしている場合もよくあり、歯科医療者は首をかしげていました。

　それからリウマチと歯周炎の関係が明らかにされてきました。まずは抗CCP抗体（抗シトルリン化タンパク抗体）です。この抗体、つまり免疫細胞の出す爆弾は、関節リウマチの患者の約8割から検出されます。なんと歯周病菌のひとつであるポルフィロモナス・ジンジバリス菌（*Porphyromonas gingivalis*）が免疫細胞にこの抗体を作らせるらしい。「膝や指の関節に口腔細菌が関係するなんて」と疑い

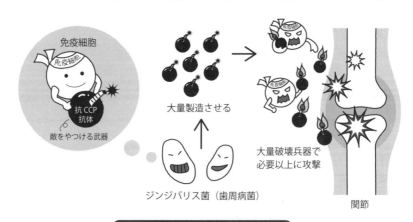

関節リウマチと歯周炎（抗CCP抗体）

たくもなります。でも、歯周病菌が口の中で活動すれば、私たちの意思とは関係なく抗CCP爆弾が製造されるのです。

司令塔 Th17 が歯周病菌によって関節にダメージを与える

歯周病菌が大腸を刺激することで、リウマチが発症するのではないか？ という研究もあります。

大腸の細菌たちが実は私たちを健康にしてくれる、というのは健康業界の一大トレンドですね。スーパーやコンビニの乳製品コーナーは「血圧を下げる」「鼻や眼のつらいアレルギー症状が改善される」「尿酸値を下げる」「やせられる」など、いろいろな効果・効能をうたっている商品で大賑わいです。どの製品も100円ちょっとで買えるので、みなさんも思わず買って食べてみたことがあるでしょう。口腔内の細菌は、唾液や食べ物と一緒にしょっちゅう飲み込まれます。胃酸は強酸なので、胃の中でほとんどの口腔内細菌は死滅します。ところが歯周病菌のポルフィロモナス・ジンジバリス菌は胃酸のシャワーを何とか耐えて、小腸を越えて、はるばる大腸までたどり着いているらしいのです。そして大腸の細菌叢を変に刺激してしまうことで、関節に炎症が起きると考えられています。

免疫機能には「ヘルパーT細胞（Th）」という名前の司令塔がいます。外敵が体内に入っていないか、24時間体制で目を光らせています。病原体を発見すると信号を出して他の免疫細胞たちに知らせ、攻撃態勢を整えます。このヘルパーT細胞のおかげで私たちは病原体から24時間体制で守られているのですが、時に過剰な働きをするヘルパーT細胞がいて、かえって不健康になることがあります。花粉症や食物アレルギーがその例です。

ヘルパーT細胞17号「Th17」は、大腸のような消化管の監視を担当している司令塔。働き過ぎるTh17がいると、口の中から大腸に流れ着いた歯周病菌を見つけ「変な奴が現れた。総攻撃せよ」と派手に信号を出します。Th17の出す信号は全

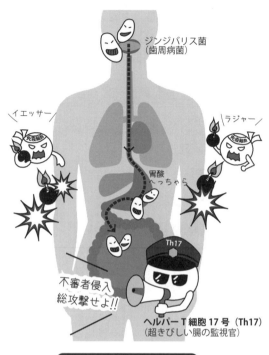

ジンジバリス菌
（歯周病菌）

イエッサー

免疫細胞

胃酸
へっちゃら

ラジャー

免疫細胞

不審者侵入
総攻撃せよ!!

Th17

ヘルパーT細胞17号（Th17）
（超きびしい腸の監視官）

関節リウマチと歯周炎（Th17）

身に伝わるので、遠く離れた関節で炎症を起こしてしまいます。歯周病菌は大腸を漂流していたところでたいした害はありません。リウマチによる痛みや関節の変形の方がずっと大きな損害です。

　Th17の過剰な働きにストップをかけるTregという免疫細胞がいるはずなのですが、関節リウマチの患者の体内では機能していないのではないかと報告されています。いずれにせよ、今後の研究が待ち遠しいです。

　リウマチのためにプラークの除去が難しくなると、ますます歯周病菌が増えて大腸のTh17を刺激してしまいます。リウマチの予防にも、発症してしまったリウマチの改善にも歯周炎のケアが大切です。

　歯みがきが難しい方は電動歯ブラシを利用すると、普通の歯ブラシのように細かく動かさなくても、ブラシの先が歯に当たればプラークを除去することができます。また、リウマチの症状によっては握力が下がるため、歯ブラシの柄をスポンジで巻くなどして太くすると握りやすくなります。

　リウマチの患者には頑張り過ぎる人が多いといわれています。通いやすい歯科医院で、いちばん楽に口をきれいにできるやり方を歯科医療者に相談されてはいかがでしょうか。

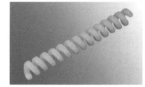

EBM くるくるシリコングリップ
スプーンや歯ブラシに装着することで、握力の弱い人でもしっかり握れるようになっている。

歯がある限り細菌の侵入を防ぎ続けましょう

　ひどい怪我をして、骨の一部が皮膚から突き出てしまったとします。私たちは大慌てで傷口を洗浄し、消毒するでしょう。骨が露出しているところからは細菌がやすやすと侵入するからです。鏡で口の中を見てください。骨と同じ硬組織である歯が歯ぐきから突き出していて、上半分だけが口の中に露出しています。そのため歯と歯肉の間に歯肉溝という隙間ができます（p.95 図1参照）。ここが口腔細菌の侵入経路になるのです。骨が露出するようなひどい怪我であっても、毎日せっせときれいにしてばい菌が入らないようにすればそのうち皮膚に完全に覆われるでしょう。でも歯肉溝は、未来永劫何かに覆われることはありません。しかも口腔内には大量の細菌がいます。だから毎日歯の根元をきれいにし、時おり歯科医院で消毒して細菌の侵入を防ぎ続けるのです。

5-❷ 口腔乾燥
（ドライマウス）

唾液は私たちの健康に深く関わっている

口腔乾燥とは口の中が乾いた状態のことです。通常口の中には唾液が常に出ていて潤っている感じがします。唾液は1日におよそ1〜1.5ℓ出ているといわれます。唾液の成分の99.5%は水分です。大きなサイズのペットボトル1本分もの水分が出ることで潤いを保つだけではなく口の中の洗浄にも役に立っています。口の中のあらゆるところに唾液腺[1]の開口部（開きっぱなしの蛇口）があって唾液が出続けています。開口部、つまり蛇口には大きなものもあるし、じわじわとしか唾液が出てこない小さなサイズのものもあります。もし何らかの原因で唾液の出る量が減ったり、唾液の成分が変わったりして

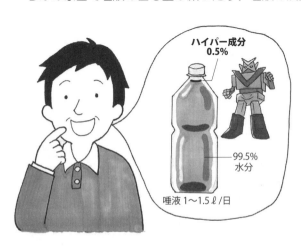

ハイパー成分
0.5%

99.5%
水分

唾液 1〜1.5ℓ／日

少しでも口腔乾燥になると、口にものすごい不快感を覚えます。唾液が減るとむし歯菌から歯を守る働きが弱まります。さらに、口腔乾燥は高齢者の医療課題で

ある誤嚥性肺炎のリスクでもあります。唾液の成分は「ほぼ水分」なのに、健康と深く関わっているのです。

1）唾液腺：p.137 step5-4「口腔がん」図9参照

口の乾燥が不眠の原因になることも

　私が腸炎に罹りブチルスコポラミンという薬を飲んだ時のことです。この薬の副作用に口腔乾燥があるのですが、その不快なことといったら！唾液の出る蛇口をすべて固く締められた感じで、口の中も舌もカラッカラになりました。お腹がすいても固形物を食べる気にはなりません。せいぜいどろっとしたものとか、水分を口に入れる程度でした。話すと口の中がもつれるような感じがして、話しかけられて返事をするのも苦痛でした。

　多量に汗をかいたり、高熱や下痢などで体から水分が失われると、唾液は減少します。「歯科の予約に遅刻しそう」と息が上がるくらい走ったら口が乾くでしょう。また恐怖やストレスによって唾液量は減ります。面接や試験の直前には口が乾いて仕方ありません。でも、このような状況は一時的というか、しばらくすると元に戻ります。一方、加齢とか薬の副作用による口腔乾燥は対処が難しくなります。

　私が体験したように、口腔乾燥によって会話や食事に支障をきたすことがあります。重症化すると、舌痛、味覚障害、睡眠障害も起こります。日本国内の調査では、65歳以上の年齢層で口腔乾燥の訴えが多くなります。加齢とともに唾液が減るのはある程度避けられないようです。その他現在までに分かっている口腔乾燥の原因を挙げておきます（**図4**）。「最近、何だか口が乾く気がする」という方、自分に当てはまることはこの中にありますか？

A　全身性または代謝性のもの
 1　熱性疾患、発汗過多、脱水症、下痢、尿崩症
 2　糖尿病、甲状腺機能亢進症
 3　心不全、腎機能不全、尿毒症
 4　悪性貧血、鉄欠乏性貧血
 5　過度のアルコール摂取、過度の喫煙、過呼吸、口呼吸

B　神経性または薬物性のもの
 1　恐怖、興奮、ストレス、抑うつなどの精神状態
 2　脳炎、脳腫瘍、脳外傷などの中枢性病変
 3　顔面神経上唾液核、顔面神経分泌枝の障害
 4　薬物性（多くの薬が関係している）

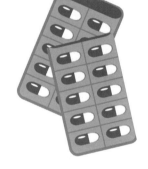

C　唾液腺が弱ってしまっているもの
 1　唾液腺腫瘍
 2　各種唾液腺炎
 3　放射線照射
 4　加齢変化
 5　慢性硬化性変化
 6　シェーグレン症候群とその類似疾患

南雲正男 編『口内炎，口腔乾燥症の正しい口腔ケア』 医薬ジャーナル社 , 2001. を元に編集

図 4　口腔乾燥の原因となるもの

シェーグレン（Sjögren）症候群
口の乾燥に加えて体のあちこちに不調が起こる

　シェーグレン（Sjögren）症候群は、1933 年スウェーデ
ンの眼科医シェーグレンによって初めて世界に報告されました。
シェーグレンは、眼の乾きや不快感を訴える中年女性患者のう
ち口の乾燥にも困っている人がいることに気がつきました。さ

らに突っ込んで調査したところこの症候群を発見したのです。

　この症候群は、外敵（たとえばウイルス）を攻撃するべき抗体がなぜか自分の体を傷つけてしまう、自己免疫疾患のうちの一つです。慢性の唾液腺の炎症のために唾液が減り口腔乾燥を起こします。唾液腺だけでなく全身の外分泌腺（分泌液を出す器官）に障害が起きるので、涙腺にもトラブルが生じるのです。皮膚や関節など体の他のところに症状が出る人もいます。

　わが国では、シェーグレン症候群は厚生労働省により指定難病 53 として認定されています。国内には約 10 〜 30 万人の患者がいると推定されており、圧倒的に中年以降の女性に発症します。

coffee break

シェーグレン症候群発見の陰に
妻の大活躍あり

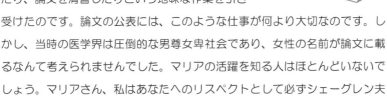

　シェーグレンがこの症候群の論文を公表するにあたり、じつは妻のマリア（Maria 彼女も眼科医）がいろいろと手伝いました。せっせと症例を集めたり、論文を清書したりという地味な作業を引き受けたのです。論文の公表には、このような仕事が何より大切なのです。しかし、当時の医学界は圧倒的な男尊女卑社会であり、女性の名前が論文に載るなんて考えられませんでした。マリアの活躍を知る人はほとんどいないでしょう。マリアさん、私はあなたへのリスペクトとして必ずシェーグレン夫妻症候群ってよんでいますよ。

自分でできる口腔乾燥の症状緩和

口腔乾燥を少しでも和らげるために、自分自身でできることがあります。ただしご家族が要介護者・高齢者へ行う場合は、必ず介護・医療関係者に相談してください。むせや誤嚥の原因になることがあります。

1. 水またはカフェインや糖分の含まれない飲み物で口を潤す。
2. ぶっかき氷をなめる（ガリガリかむのは歯に負担が大きいのでダメですよ）。
3. 耳下腺など大唾液腺のマッサージをする。
4. 口腔体操で唾液を分泌させる。
5. アルコールやたばこを避ける（洗口剤もアルコール不使用製品を選ぶ）。
6. 唇の乾燥にはリップクリームを塗る。
7. 口呼吸があれば鼻呼吸にする訓練をする。

歯科でできる口腔乾燥の症状緩和

歯科では人工唾液や口腔保湿剤、漢方薬などを紹介しています。口腔の保湿剤は夜おやすみ前に使うことをお勧めします。入れ歯を使っている人は、入れ歯を調整するだけで唾液がよく出るようになり、口腔乾燥が改善することがあります。歯を失っているのに入れ歯を使っていないと、唾液が出にくくなります。ぜひ入れ歯にチャレンジしてみましょう。

口腔乾燥はむし歯のハイリスク

慢性的に口腔が乾燥しているとむし歯のリスクは驚くほど上がります。なので、べたつくものや甘いものをできるだけ控えます。歯質を強化するために、いろいろなフッ化物を使います。歯みがき剤だけでなくフッ化物配合洗口剤もあるし、歯科医院で塗ることができる濃度の高いフッ化物もあります。

1滴の唾液にも素晴らしいパワーが秘められている

唾液の99.5%は水分…ということはわずか0.5%の残りの成分は何なのでしょうか。口の健康を守る、多様な物質が含まれています。殺菌効果、おいしさUP効果などなど、唾液のハイパーな働きについて紹介します。

シスタチンS 口の中に侵入してくるウイルスや細菌は、私たちの体を傷める酵素をまき散らします。シスタチンSはそんなウイルスなどの酵素から粘膜を保護してくれるタンパク質です。そう聞くとシスタチンSがまるでコンバトラーV（1970年代に東海TVで放映されたロボットアニメのパイオニア的存在）の仲間みたいに思えます。がんばれ、負けるな、シスタチンS。

免疫グロブリン 唾液に含まれる免疫グロブリンは口腔内に侵入した外敵を"無効化"します。魔界塔士（超人気RPG、しかも海外でも高評判）に出てくる武器「イレイサー99」とそっくりです。魔界塔の16階でこの武器を使用すれば強敵「不死身の朱雀」の禍々しい能力を無効化することができます。人間のグロブリンにはいくつか種類がありますが、唾液の主なグロブリンはIgA（グロブリンA型）です。

ペルオキシダーゼ　細菌の増殖を抑える働きをする酵素。ワサビの成分でも
あります。刺身や寿司にワサビをつけて食べるって、風味や味だけでなく食
中毒の予防効果もあるのです。よくかんで、口の
中で食材を唾液と十分に混ぜ合わせるとそれだけ
で食材に付着していた菌の増殖を止められます。
　ところで私が好きな寿司ネタはあなごと鯵や鰯と
いった青魚。あれ？ペルオキシダーゼをつけない
ネタばっかりだ。

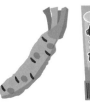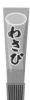

リゾチーム　口の中に侵入してくる細菌たちは細胞壁という頑丈な鎧
をすっぽりかぶっています。この酵素は細菌の細胞壁を壊し、細菌自体を溶か
します。

ラクトフェリン　“ラクトフェリン入りヨーグルト”のおかげで、ラクトフェ
リンは日本では知名度が一気に上がりました。ラクトとは乳という意味。ラク
トフェリンは多くの哺乳動物の母乳に含まれています。母乳の成分であるなら
ば、赤ちゃんだけでなくどんな年代の人間にも良い働きをしてくれるに違いあ

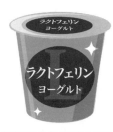

りません。ラクトフェリンは抗炎症とか発がん抑制と
か、いくつも効能があると脚光を浴びているタンパク
質の一種です。たとえば、ラクトフェリンは細菌から
鉄分を奪うため細菌が生育できなくなります。細菌と
いえども生物の端くれ。すくすくと育つためには私た
ちと同様に鉄分が必要なのです。

リパーゼ　フライドポテトや焼肉はどうしてあんなにおいしいので
しょう。リパーゼは脂肪を分解する酵素
ですが、焼肉のおいしさに重要な役割をして
いることが明らかになってきました。甘い・
酸っぱいなどの5基本味に加えて第6の基
本味・脂味が発見されました。脂味をおい
しい！と感じるためにはリパーゼの働きが
欠かせないのです。

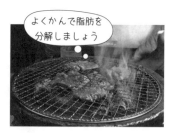

よくかんで脂肪を
分解しましょう

ムチン　　唾液のヌルヌル成分。水分とムチンのお陰で粘膜はなめらかです。発音や嚥下が引っかからずにできます。オクラや里芋のヌルヌルもやはりムチンです。健康によさそうな食材にはよくムチンが含まれています。

....

アミラーゼ　　ご飯やパンの主な成分であるでんぷんを麦芽糖（マルトース）に分解する酵素。ご飯をしばらくかむと甘くなりますね。でんぷんにはたいして味はありませんが、麦芽糖に変化すると甘く感じるのです。今日のランチタイムに、まずご飯だけを口に入れてよくかんでみましょう。甘くなるのが分かります。

....

重炭酸塩、リン酸塩など　　口の中はいつも中性〜弱酸性にキープされていることが大切です。アルカリや酸は口の中の組織を傷つけますが、私たちが口に入れるものはいつも中性であるとは限りません。酸性やアルカリ性に傾いている食品もあります。あなたが今、このページを読みながら食べているおやつが中性の食品であったとしても、砂糖が含まれていれば口腔細菌が乳酸を代謝して口の中にまき散らします。そこで口の中が酸性やアルカリ性に傾くことなく、いつも中性近くに保たれるように調整しているのが重炭酸塩やリン酸塩です。この働きを唾液の緩衝能といいます。通販の箱が届いてワクワクしながら中を開けると、ぴっちり詰められた緩衝材の真ん中にぽつーんと「進撃の巨人・リヴァイ兵士長」のフィギュア（人形）が埋まっています。この緩衝能のお陰でトラックで激しく揺られたり、蹴とばされたりしても商品はたいてい壊れずに届きます。

....

カルシウムイオン、リン酸イオン　　唾液にはこれらのイオンがめいっぱい溶け込んでいます（過飽和）。ぎりぎり限界まで溶けているので、ほんのわずかでも刺激を加えると、溶けきれないイオンが雪のように歯の表面に降り積もります。この「カルシウムイオンの積雪」が歯を悪くしないためにとても大切なのです。口腔細菌が代謝した乳酸を浴びた歯の表面からはカルシウムが幽体離脱のように溶け出します（脱灰 [2]）。歯の表面は小さな穴がいくつもあいた状態です。しかし、唾液中のカルシウムイオンがハラハラと歯の表面に積もり穴を塞いでくれるのです。この働きを再石灰化作用 [2] といいます。

2）脱灰と再石灰化：p.186「最新版カリオロジー」参照

....

5-❸ 歯の破折

あなたの歯はあなたとともに老化する

　歯科では、歯が破折して抜歯になることが多くなっています。みなさんは自分の歯が折れるなんて想像したことがないでしょう？　交通事故などで、ぶつけて歯が破折することは昔からあることなのですが、最近増えているのは「自分のかむ力で割って」抜歯になるケースです。

　歯の病気は、主にむし歯と歯周病です。しかしながらもっと厄介かもしれないのが歯の破折なのです。歯が破折する原因は歯の加齢変化です。運動能力や内臓などご自身が老化することは（イヤイヤながらも）認めてくださるでしょう。では、自分の歯が老化していることを認められますか？

　ご家族など自分以外の人の歯をまじまじと見てみましょう。たとえば10代の歯と70代の歯を見比べたら、すぐに70代の歯を見分けることができます。歯がすり減って、色もうっすら茶～黒色に変化しているからです。これらは老化の証拠です。あなたの歯は、あなたの年だけ老化しているのです。

　ジェットコースターや電車のネジが壊れて事故が起こったなんてニュースを耳にしますね。「ネジの金属疲労が原因」とか説明されます。金属のように丈夫な材質でも力が繰り返し加えられると、ヒビが蓄積して折れてしまうのです。歯にも長い年月の間にヒビが蓄積します。

　人のかむ力は、だいたい体重程度といわれています。スルメを強くかんだら歯に 40 ～ 60 kg程度の力が加えられることになります。人間の歯は、一番大きい大臼歯でもあなたの小指程度の大きさしかありません。もしあなたが小指一本で逆立ちしたら、小指が折れるのは容易に想像できます。歯はそんな強い力を受け続け、数十年も交換なしで耐えています。しかし、ある時とうとう破折してしまいます。

　現在の日本では、細菌によって引き起こされるむし歯や歯周病の対策としてセルフケアの歯みがきをがんばり、歯科医院でプロフェッショナルケアのクリーニングを行うことが一般化しつつあります。しかし、むし歯や歯周病をある程度回避できたとしても、歯の老化（ヒビの蓄積）は止まりません。そう、50 歳ぐらいから歯を破折させて抜歯になるケースが増えているのです。歯の破折は細菌が原因ではないため、歯みがきなどがんばって細菌を減らしても予防にはなりません。だから歯の破折はむし歯や歯周病よりある意味厄介なのです。電車のネジは定期的に交換できても、あなたの歯の定期交換はありません。

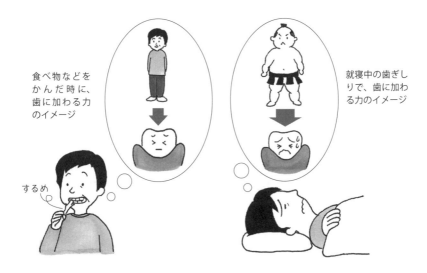

食べ物などを
かんだ時に、
歯に加わる力
のイメージ

するめ

就寝中の歯ぎしりで、歯に加わる力のイメージ

歯ぎしり・食いしばりは歯の破折への最短ルート

歯の破折は、たとえ弱くて
も力が繰り返し長い期間加え
られて起こります。ですから、
歯の破折予防は「かまない」
こと。でも歯の存在意義は、
かんで食事をするためですか
らそれでは意味がない…かと

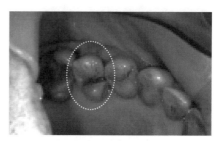

歯の破折（○で囲んだ歯）

いって力を加えればいつかは破折する。食事時の力で歯が老化するこ
とは仕方ないとしましょう。しかしそれ以外の時間でかんでしまうこ
とをやめなくてはなりません。食事や会話以外で歯に強い負担をかけ
る習慣を歯ぎしり・食いしばりといいます。

歯ぎしりや食いしばりという言葉を耳にすると"力を込めてバット
を振る野球選手"とか"悪事が露見して悔しさをにじませる悪代官"
の顔が思い浮かぶかもしれません。歯科的には歯ぎしりと食いしばり
を厳密に区別することもあります。しかしここではそのような区別を
せず「歯に負担をかけてしまう生活習慣」として取り扱うことにしま
す。歯ぎしり・食いしばり、いずれにせよこの２つが歯にヒビを入れ、
破折を招きます。

食事中にかかる力は大きいが、ほんの 0.09 秒

私たちは、毎回の食事のたびに歯に大きな負担をかけています。ト
ラブルのない歯であれば地鶏だろうがナッツだろうが口の中で見事に

バラバラにして消化を助けてくれます。私たちが食材をかみしめたり食いちぎったりする時、歯には相当な力が加わります。でも食事をしている間、石うすで粉を挽くかのようにずーっと上下の歯が接触しているわけではありません。

　さてここでおやつタイム、キッチンへ行って煎餅とかビスケットを口に入れてみましょう。もぐもぐと口を動かしている時、上下の歯は瞬間的な接触を繰り返しますが、石うすのような動きにはなりませんね。何かを食べている時、歯には大きな力がかかりますが、力のかかる時間はごく短時間なのです。顔にセンサーをつけてかむ時の時間を測定してみるとわずか 100 分の数秒です（**図5**）。現代の食事では 1 食あたりの咀嚼回数は平均 620 回といわれています。1 日 3 食で 1,860 回咀嚼しているわけですが、上下の歯列が接触して歯に力がかかる時間は 0.09 秒× 1,860 回 =2.79 分。1 日当たり 3 分間弱。ものを食べるためには歯には大きな咀嚼力がかかるのですが、それは瞬間的な作用なのです。

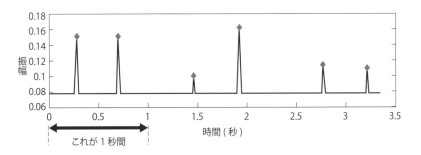

図5　◆は上下の歯が食事中にかみ合った瞬間を表している。1 回の食事で上下の歯がかみ合う時間は、全部合わせてもわずかでしかない。

Muhammad Farooq and Edward Sazonov　Automatic Measurement of Chew Count and Chewing Rate during Food Intake. *Electronics* (Basel). 2016 ; 5(4): . doi:10.3390/electronics5040062.　を元に作成

「気をつけ」の顎と「休め」の顎

　私たちが食材をかんでいる時の顎は、朝礼で校長先生の叫ぶ「気を
つけぇ！」の姿勢のようなものです。上下の歯が接触して筋肉からぐっ
と力が伝わってきています。一方、食べ物が口の中に入っていない時、
上下の顎は下顎安静位（**図6**）の状態になっています。下顎安静位は
朝礼の「休めぇ！」の姿勢にあたります。

　下顎安静位では上下の歯列の間には約3㎜の隙間があります。3㎜
の空間があれば上下の歯列が決して接触することはないので力はかか
らず、歯や顎はのんびり休むことができるのです。しかし、たとえ口
の中が空っぽでも上下の歯がわずかでも触れていたら、歯や顎は休ん
でなんかいられません。ある程度の力が加わった「気をつけ」の姿勢
がずっと続いていることになります。起きている間に何時間も上下の
歯が接触していて、余計な力が持続的に加わっているのです。「悪代官
のような顔つきはさすがに歯に悪そうだけど、ちょっと接触するくら

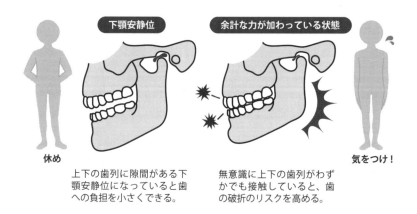

上下の歯列に隙間がある下顎安静位になっていると歯への負担を小さくできる。

無意識に上下の歯列がわずかでも接触していると、歯の破折のリスクを高める。

図6　下顎安静位で、顎をリラックスさせましょう

いどうってことないでしょう？」と思いますか？ いいえ。わずかに接触するだけでも歯・顎への負担は相当なものです。校庭で何時間も気をつけのポーズを崩さずにいれば、へとへとになるでしょう。

　歯は「瞬間的な大きな力」よりも「そんなに大きくないが持続的にかかる力」によってずっと悪くなります。歯・顎は食事の際には精いっぱい働かせ、何も食べていない時間はしっかりと休憩を取らせてあげるべきなのです。安静位っていうくらいですから歯と顎を充分リラックスさせてあげましょう。上下の歯の間に 3 ㎜ほどの隙間があればよいのですから。ま、校長先生の「休め」の号令でやれやれとリラックスできた記憶はただの一度もないですけどね。

昔「食いしばり」、最近は「Teeth Contacting Habit」

　食いしばりという言葉は昔からありました。食いしばりは歯に悪い、食いしばってはダメですよ、なんて私たちが必死になって言ってみても、多くの人はここぞとばかりに気合を入れるスポーツ選手（または悔しがる悪代官）の表情を思い浮かべて「自分はあんな顔をしていない」と気に留めてくれません。

　2006 年「Teeth Contacting Habit（歯列の接触癖 TCH）」という名前が提唱されました。癖＝クセであれば知らないうちに自分にもあるかもしれないって、考えてもらえるきっかけになると思います。みんな自分の歯をわざと接触させているわけではなく、磁石が吸い寄せられるように勝手に歯がくっついているのです。無意識に行っているわずかな歯の接触こそむしろ歯を悪くするきっかけになります。

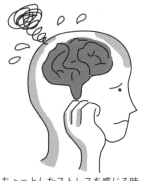

ちょっとしたストレスを感じる時、
思わず歯を接触させてしまうが…

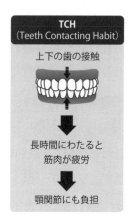

TCH
(Teeth Contacting Habit)

上下の歯の接触

↓

長時間にわたると
筋肉が疲労

↓

顎関節にも負担

なぜ Teeth Contacting Habit が起きる…つまり上下の歯を無意識に接触させてしまうのでしょうか。歯の接触癖は私たちが「黙々と根を詰めた作業をしている」時に起こりやすくなります。

たとえば、

・スマートフォン・携帯電話を操作している。

・契約書類を作成したり、書類の間違いを探して訂正したりしている。

・包丁を使って料理している（しかも家人の帰宅は近い）。

・細かな設計図を慎重に描いている。

・子どもの飛び出しなどに注意しながら車を運転している。

・仕事に出かける前、洗濯物を（当然）大急ぎで干そうとしている。

・英単語を試験前に必死に覚えようとしている。

一人で、誰ともしゃべらずに仕事や勉強に打ち込んでいる時間といってもよいでしょう。このような時、私たちは大脳にストレスを与えているのですが、大脳は歯を接触させることでそのストレスを逃がしているのではないか？と推測されています。もしそうであれば、私たちが無意識に歯を接触させてしまうことにも納得です。大脳はよ

かれと思って食いしばり行動を起こしているのですが、歯や顎関節には負担が大きいので困ったものです。

歯ぎしりとは歯にとって
「決して断れない、トホホな夜間勤務」

　寝ている間に上下の歯が石うすのようにこすり合うことがあります。それは歯ぎしりです。歯ぎしりもまた、歯や顎に余計な力をかけてしまいます。夜間に歯ぎしりをすると、人によっては起きている時に出せる力の2倍もの力が歯に加わります。成人の体重で計算すれば100 kgを超えることもあります。

　「あなたは夜間、歯ぎしりをしています」と伝えても「いやいや歯ぎしりをしていれば音がするでしょう？ 家族は誰もそんな歯ぎしりの音なんて聞いたことがない、と言っていますよ」と言う患者さんは多くいます。歯ぎしりはギリギリと音が出るタイプと音が出ないタイプがあります。音が出ないタイプであれば、一緒に住んでいる人には気づかれないでしょう。また、音の出る歯ぎしりをしている人だって、まさか一晩中ひっきりなしに音を立てているわけではありません。自分が歯ぎしりしていないかどうか家族に確認してもらおうと思ったら、枕元で朝まで"寝ずの番"をしてほしい、とお願いしてみるとよいでしょう。断られるかもしれない？ それなら寝ている間、筋電計を顔に貼って歯ぎしりの発生を記録する方法もあります。これなら家族に無理なお願いをしなくてすみます。

　夜間に歯ぎしり行動があると、歯や顎は日中がんばって働くだけではなく夜間勤務まで担当させられていることになります。もうこうな

ると労働規則なんてないのも同然、とんでもない超過勤務です。歯ぎ
しりもやはり大脳の働きと関係しているといわれています。そもそも
大脳を休ませるために、私たちは睡眠をとっているはず。でも、大脳
の一部が睡眠中も活発になっていると歯ぎしり行動が起こるらしいの
です。たとえば、

・寝る直前までスマートフォンやパソコンとにらめっこしていた。

・寝る直前にお酒を飲んだり、タバコを吸ったりしていた。

・悩みや考え事で頭がいっぱいのまま寝た。

・古文単語を試験前に必死で覚えようとした。

・お稽古や習い事が多い子どもたち。

　つまり、ストレスがあると TCH に加えて歯ぎしりも誘発するよう
なのです。逆流性食道炎も歯ぎしりを誘発しているらしいといわれて
います。子どもの場合、歯ぎしり行動は成長と関係のある生理的な現
象だという考えもあります（医療では、生理的○○という表現は病気
や異常ではないという意味）。

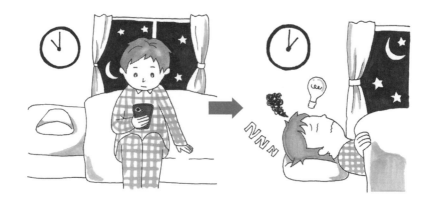

毎日ストレスの千本ノックを受けている女性たち

歯ぎしり・TCHは大脳へのストレスと関係があると考えられています。悩みやストレスへの反応は、男女に違いがあります。女性の方が男性に比べてストレスを抱えている人が多くいます（国民生活基礎調査　**図7**）。女性は男性に比べて細かいところに気づくし、気配りもします。そして女性はライフステージで多くの選択を迫られます。結婚する？しない？出産はいつ？仕事はフルタイム？パート？田舎の親に介護が必要になった！どうする？

女性のある1日にフォーカスを当ててみましょう。女性の朝は家族の食事の準備と洗濯の同時進行で始まります。登校時間が迫っていても子どもはなかなか起きてこないので、何度も起こしに行きます。昼を過ぎれば、大脳の半分で仕事をやりながら残りの半分で冷蔵庫の中身と夕食について考え始め、保育園へのお迎えや子どもの帰宅時間とにらめっこしながら仕事を切り上げます。夜。夫から「急な飲み会で夕食は不要」ってメッセージがきました。もうちょっと早く教えてくれれば、夕食の準備を簡単に済ませられたのに！子どもはソファにひっくり返ってゲームに没頭しているけど、宿題は終わっているのかな。…こんなタイムラインが今日も明日も続きます。女性は朝起きてから夜寝るまで、ストレスの千本ノックを受けているのです。

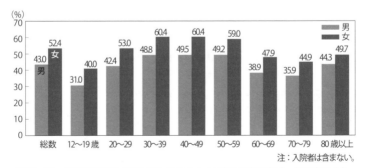

注：入院者は含まない。

図7　性・年齢階級別に見た悩みやストレスがある者の割合（12歳以上）
厚生労働省「国民生活基礎調査」2019年の調査より

歯ぎしり・TCH があると診断が難しくなることも

口のトラブルにはいろいろありますが「歯に大きな穴があいている」とか「レントゲン画像で骨の減少がはっきりと見える」とか目に見えるものがあれば、歯科疾患の診断は早くできるでしょう。

でも、歯ぎしり・TCH のある人が痛みを訴えているとしたら、診断には時間がかかるかもしれません。痛み・不快感の原因が歯ぎしりかも、と迷うことがあるからです。歯が少しだけ傷んでいる、レントゲン画像で骨がわずかに減少している、それに歯ぎしり・TCH がありそう…と「疑わしいけれども決定的ではなさそうなトラブルがいくつも重なっている」時は診断が特に慎重になります。

歯・顎が痛い時、誤った診断をしてしまわないように、できるだけシンプルに痛みの原因を知るためには、歯ぎしり・TCH がコントロールされていることが大切です。歯ぎしり・TCH がコントロールされていれば、痛みの原因を突き止めやすくなります。原因を早く知ることができるというのは患者にとって大きなメリットですが、歯科医にとっても大助かりです。

耐久性 60 年の歯を 100 年使うには

プラスチック製のボールペンをイメージしてください。思い切り力を入れて一度に折ることも可能ですが、弱い力を繰り返し加えることで折ることもできます。では、ボールペンが折れないようにするにはどうすればいいでしょうか？ 力を加えなければよいのです。歯も同じで、食いしばり（TCH）をコントロールすれば破折を予防できます。

　家事をこなしている時、考え事をして
いる時、そしてスマートフォンやパソコ
ンを操作している時の食いしばりに気づ
けるとよいです。そして「口を閉じても、
上下の歯を離す」、脱力、脱力と自己暗

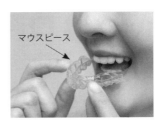

マウスピース

示をかけます。「歯を食いしばってがんばる」のではなく「歯を食い
しばるほどまでがんばらなくても OK」です。時々こめかみや頬部に
ある咬筋（かむ時に動かす筋肉）をマッサージ[3]して力を抜くのも
お勧めです。

　夜間の歯ぎしりについては、寝ている間マウスピースを使って対処
します。歯ぎしりを止めることは大変難しいので、マウスピースをして、
歯ぎしりしても歯にダイレクトに力がかからないようにするのです。

　神様はどうやら、60 歳ぐらいまでは機能するように歯を作ってく
れているようです。現在の日本人の平均寿命は男女ともに 80 歳を
超えています。多くの方は「私の歯は 100 歳でも機能するはず」と
考えていることと思いますが、神様の保証期間は 60 年でしかありま
せん。歯に力をかけるな、とかマウスピースを歯にかぶせて寝ると
か、突然矢継ぎ早に言われて戸惑っていらっしゃるでしょう。しかし

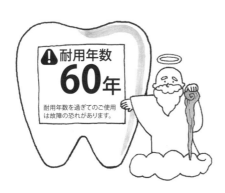

⚠ 耐用年数
60年
耐用年数を過ぎてのご使用
は故障の恐れがあります。

「60 歳が寿命の歯を何と
か 100 歳まで大事に使
おう」と意識改革する必
要があるのです。

3）咬筋のマッサージ：
カラー口絵「顎関節症 改善マッ
サージ」参照

がんは日本人の死亡原因不動の1位

日本人の死亡原因第1位は昭和56年（1981年）から現在までずっと「悪性新生物（腫瘍）」、つまりがんです（**図8**）。昭和56年といえば…ピンク・レディーが解散して、テレビの主人公は聖子ちゃんやたのきんトリオなどのアイドルでした。毎週の歌番組では「今週の1位は〇〇！」とアイドルたちがランキングを競い合っていました。

国立研究開発法人国立がん研究センターの調査によると悪性新生物（がん）による死亡者数は年間で38万人（2020年）、全死亡率の約28%です。日本に住んでいれば3〜4人に1人はがんで死亡するのです。戦前から戦中にかけて日本人の死亡原因のトップは結核でした。当時「国を亡ぼす病気」として恐れられていましたが、戦後によく効く抗生物質が出回るとあっという間に結核で亡くなる人はいなくなりました。代わって、脳卒中など脳血管障害による死亡が1位となりました。昭和30年代後半に始まる

1984年	
昨年の死因	
1	がん
2	脳卒中
3	心臓病
4	肺炎

1985年	
今年の死因	
1	がん
2	心臓病
3	脳卒中
4	肺炎

今年もトップはがんです。連続第一位です！

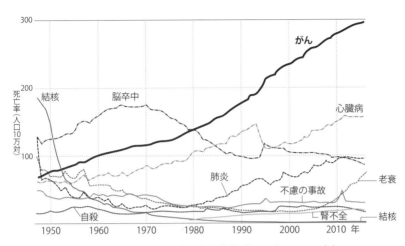

図8 死因別にみた死亡率の年次推移（1947年〜2016年）

統計グラフでみた「日本のカタチ」「死因別死亡数の割合の年次推移（1947年-2016年）」https://stat-nippon.com/cause_of_death_rate/（参照 2023-03-28）を元に作成

高度経済成長期になると食生活が豊かになり、また暖房の普及など住環境が改善され、脳血管障害による死亡は減少します。そして昭和56年を迎え、日本人の死亡原因のトップは悪性新生物（がん）に代わりました。図8は何も手を加えていない死亡率ですが、年齢を調整した死亡統計によれば、がんによる死亡はむしろ年々減少しています。反対の現象のように見えますが、これは長寿になればなるほどがん以外では死ななくなる、と説明できます。日本人の死亡原因に高齢化が強く影響しているともいえます。日本がこれからも長寿国である限り、がんは死亡原因ランキング1位を誰にも譲らないでしょう。

口腔がんは診断時の進行度で生存率が大きく変わる

がんは体のあちこちに発生しますが、そのうち口の中にできるものが口腔がんです。日本で、1年間に口腔・咽頭がんと診断されたのは

23,671 症例（男性 16,463 例、女性 7,208 例）でした（2019
年 国立研究開発法人国立がん研究センター資料）。他の多くのがんと
同様、口腔がんは 50 代から発生が増えます。口腔がんは日本人のが
んの中では症例数の少ない「希少がん」のうちの一つです。希少がん
とは人口 10 万人あたりわずか 6 症例未満のがん。日本には約 200
種類の希少がんがあり、脳腫瘍とか男性の乳がんなどが含まれます。
希少がんは患者数が少ないため、診療や治療に関する課題が山積みで
もあります。

　2009 年から 2011 年にかけて計算された口腔・咽頭がんの 5 年
相対生存率は 63.5％でした。がんが見つかった人たちのうちおよそ
6 割は 5 年後も生きていました。それでは、臨床進行度によって 3
つに分けられたグループの 5 年相対生存率 [4] を比べてみます。「限
局」とはがんが発生した臓器の中に留まっていることで、5 年後の生
存率は 86.6％です。「領域」とは隣接している臓器やリンパ節にが
んが広がっていることで、生存率は 53.5％に低下します。そして「遠隔」とは遠く離れた臓器やリンパ節にまでがんが広がっていることです。その場合の生存率は 13.9％と、大きく下がります。このように口腔・咽頭がんの生存率は、がんが見つかった時の進行の具合によって全く違うことが分かっています。口腔のがん

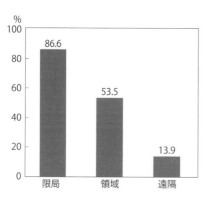

臨床進行度別 5 年相対生存率
口腔・咽頭 男女計 年診断例

国立研究開発法人国立がん研究センター がん情報
サービス「がん種別統計情報 口腔・咽頭」https://
ganjoho.jp/reg_stat/statistics/stat/cancer/3_oral.html
（参照 2023-03-28）

は体の多くのがんと違って目で見ることができます。私たちはどうやっても、胃や肺にできたがん病変を直接見ることはできませんが、口の中であれば自分の眼で見られるのです。しかしながら口腔のがんは、口内炎などと見分けるのがとても難しいというのもまた事実です。口腔がんの発症が増える中高年以降の世代の方は特に、自分の口の中をときどき鏡でじっくり観察してみてはいかがでしょうか。

4）相対生存率：あるがんと診断された場合に治療でどのくらい生命を救えるかを示す指標の一つ。異なる集団や時点などを比較するために用いられ、診断から5年後の相対生存率（5年相対生存率）が慣例的によく用いられる（国立研究開発法人国立がん研究センター）。

セルフチェックで " ？ " を発見したら、歯科までお越しください

① 舌がん

口腔内にできるがんの中で最も多いのは舌がんです（約40%）。舌がんの多くは舌側面（舌の両側）に発生します。舌を動かす時に違和感を感じたり、赤や白の斑点が見えたりします。なかなか治らない舌にできた炎症は注意深く診察します。

② 歯肉がん

次に多いのは歯ぐきのがん（約32%）。口内炎と歯肉がんを見分けることはとても難しいので、できるだけ早く精密検査を行って正確に診断する必要があります。このがんが進行すると歯槽骨が破壊されるため、突然歯が動揺したり、抜けたりすることがあります。

③ 口腔底がん

口腔底がんとは、舌の裏にあたる部分にできるがん（約9%）。特に前歯の裏側にできやすい。このがんもまた、見た目は口内炎に似ています。舌の裏には唾液腺の開口部（唾液がたくさん出てくるところ）があるため、がん病変ができると唾液の量が減ることがあります。

④ 頬粘膜がん

臼歯部の頬粘膜にできやすいがん（約10%）。赤や白の病変が見

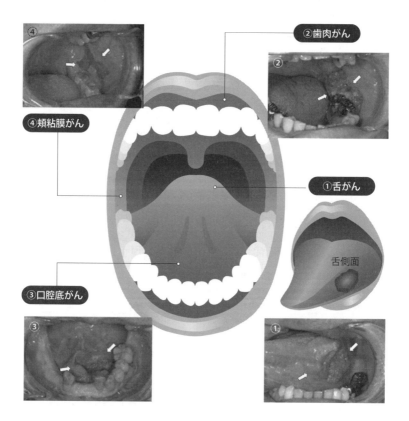

写真①～④,⑥,②′：公益社団法人 日本口腔外科学会　口腔外科相談室「悪性腫瘍」https://www.jsoms.or.jp/public/disease/setumei_akusei/#c01（参照 2023-03-28）

えます。しこりのような感じがすることもあります。ポリープ（もこもことした盛り上がり）のようなものができたりします。

⑤ 上顎洞がん（副鼻腔がん、鼻腔がん）

上顎洞という空洞（目と上顎の間）にできるがん。上顎の歯が浮く感じがする、歯が痛い、歯ぐきが腫れるなどの症状が出ます。そのような症状がむし歯や歯周病によるものではなさそうな場合、がんが隠れている可能性もあります。ほかにも「かみ合わせが変だ」「上顎の入れ歯が合わない」といっ

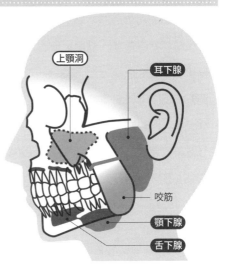

図9　上顎洞と唾液腺

た症状からこのがんが見つかることがあります。副鼻腔炎のような慢性的な炎症のある人は上顎洞がんのリスクが高いといわれています。

⑥ 唾液腺がん

唾液を作っている器官を唾液腺といいます。大きな唾液腺は**図9**のように3種類あり、ここにもがんができます。耳下腺や顎下腺にがんができると腫れたり、痛みを感

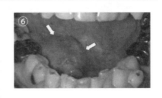

じたりします（無痛の場合もある）。舌下腺にがんができると舌の裏側が腫れたり、舌が痛くなったりします。

口の中にできるがんの種類

① 扁平上皮がん

　口腔のがんのうち、90% 以上は扁平上皮がんです。扁平上皮細胞にがんができます。扁平上皮とは粘膜の仕組みのこと。口の中の粘膜をすぱっと縦に切ってみたら、切り口は**図 10** のように見えます。上皮の細胞は何層も重なっていて、その形は上に行くほど平べったくなります。角質層の上皮細胞はしばらく働いてヨレヨレになるとぺろっと剥がれます。すると若くて新しい上皮細胞が下から顔を出します。このような仕組みで、いつも若くて元気な粘膜表面を保っているのです。この扁平上皮細胞ががん化するのが扁平上皮がんです。

② 悪性黒色腫（メラノーマ）

　何層も重なり合っている扁平上皮細胞の底にメラノサイトという細

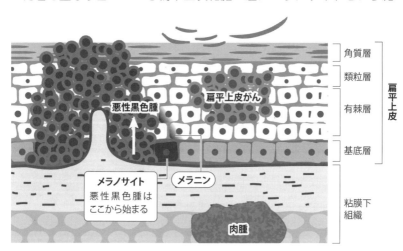

図 10　口の中の粘膜

胞が点在しています。メラノサイトはメラ
ニンという黒い色素を作る細胞です。この
細胞ががん化したのが悪性黒色腫です。

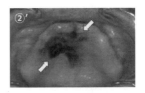

③ 肉腫

　骨や筋肉、血管などの細胞から発生したがん。免疫が極度に低下し
ている状態、たとえば HIV 感染症の末期や臓器移植後に口腔内に肉
腫（カポジ肉腫）ができることがあります。

④ 悪性リンパ腫

　リンパ系の組織から発生したがん。口の中に腫れやしこりを感じま
す。口の中のどこかが麻痺しているように感じることもあります。多
くの場合、痛みはありません。

口腔がんを引き起こす原因

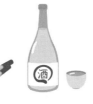

　長寿であればあるほどがんになりやすい、
がんになるのは長寿国に生きているからこそ、
とは分かっていてもできるだけがんには罹りたくないものです。年を
とることは仕方ないとしても、それ以外の口腔がん発症のリスクには
いったいどんなものがあるのでしょうか。

① 喫煙、飲酒

　あなたの口を痛めつけ、口腔がんのリスクを上げる最悪なものはタ
バコです。タバコには約 400 種の化学物質が含まれていますが、現

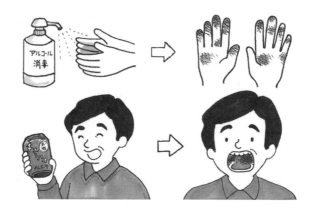

在判明しているだけでも、そのうちのなんと40種に発がん性が認められます。がんが発生しない方がむしろ不思議なくらいです。自分がタバコのフィルターを通して吸い込む主流煙だけでなく、副流煙であってもがんのリスクを上げます。誰かの吸っているタバコの煙を「思わず」吸わされる周りにいる人まで口腔がんの危険にさらされるのです。

　いろいろながんをひっくるめると、日本人では「ある程度以上多量に酒を飲む男性」はがんのリスクが高い、という研究報告があります。「ある程度」というのがいったいどれくらいの酒量なのかは、まだ分かっていません。また、日本人女性に関してはそもそも飲酒に関するデータが不足しているので、酒と発がんの関係は謎のままです。

　飲酒と喫煙の組合せが口腔がんとどう関係しているのか、イタリア北部の都市トリノで行なわれた研究があります。その研究からタバコをたくさん吸い、酒を多く飲むイタリア人男性ほど口腔がんのリスクが高まることが分かりました。酒の種類でいえば、ビール党の男性はより口腔がんに高リスクでした。同じような研究が日本の北は岩手から南は沖縄まで、9県にまたがる地域で実施されました。やはりイタリアと同じようにタバコをたくさん吸って、飲酒量の多い人ほど口腔

がんのリスクは高くなりました。酒の種類とがんのリスクについての報告はありませんでしたが、興味深いところです。

このように口腔がんに限ると、飲酒と喫煙がセットになると負の相乗効果が出ることが分かりました。口の中の粘膜はとてもデリケートなの

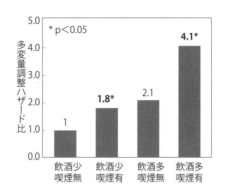

喫煙、飲酒と口腔・咽頭癌の罹患リスク（男性）

Lu Y, Sobue *et al.*: Cigarette smoking, alcohol drinking, and oral cavity and pharyngeal cancer in the Japanese: a population-based cohort study in Japan. European Journal of Cancer Prevention. Mar;27(2):171-179, 2018.

でアルコールに浸ると傷んでしまいます。手指の消毒のためにアルコールを擦り込むとピリピリすることがありますね。頑丈な表皮で覆われている皮膚ですらピリピリと不快に感じるのです。むき出しの粘膜はアルコールの刺激をダイレクトに受けてしまいます。アルコールで傷めつけられた粘膜からはタバコの有害な成分がものすごい勢いで入り込んで、発がんを引き起こしやすくなっているのでは、と考えられます。

② 不快な刺激

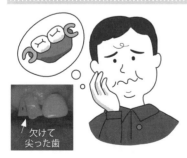

口の中に鋭利なものがあったら、歯科に相談

口の中に鋭利なものがあれば、悪い刺激をずっと同じ場所に与えることになります。持続的な、不快な刺激はがんのきっかけになります。口の中の鋭利なものとは、たとえば治していないむし歯や舌側に傾いている歯、フィット感の悪い差し

歯・入れ歯が考えられます。あなたの口の中に舌や指で触ってザラザ
ラとかチクチクするものはないですか？

③ 慢性炎症

慢性的な炎症は、体のどこにあっても発がんのきっかけになるとい
われています。歯周炎だって代表的な慢性炎症です。近年、歯周病と
発がんについての研究が進んでいます。歯ぐきの炎症部位から出る物
質（サイトカイン）が、がん細胞が大きくなる手助けをしているので
はないかといわれています。歯周病菌やサイトカインは血液にのって
全身を巡るので、食道がん・肺がん・乳がんなど多くのがんと関連が
あるのではないかと疑われています。がんの予防にもなるのであれば、
ますます気合を入れて歯周病のケアをしたくなりますね。

coffee break

「かみタバコ」ってご存知ですか？

私たちがタバコ、と聞いて想像するのは口で煙を「吸って」ニ
コチンを摂取する姿です。かみタバコは、口に放り込んでチューインガムの
ように「かんで」ニコチンを体内に取り入れるタバコです。日本ではあまり
目にすることのないかみタバコですが、東南アジア・南アジアではいたると
ころで使用されています。暑い中で肉体労働をすると、すぐに疲労が溜まっ
てへとへとになります。肉体の疲れを忘れさせ、長い時間働くためにかみタ
バコを口にする習慣があるのです。また、妊娠中のつわりが楽になるという
「おばあちゃんの知恵」として妊婦さんがかみタバコを使用します。女性の多
くは妊娠をきっかけにしてかみタバコを習慣にしてしまうのです。残念な結
果として、南アジアではがんと診断されたうちの4分の1が口腔のがんです。

④ 発がん性 HPV (*Human Papilloma Virus*)

　HPV は世界中に昔からいるウイルスです。パピローマ（Papilloma）とはイボのこと。HPV はイボの原因になるウイルスなのです。現在、180 種類以上の HPV の仲間が発見されています。そのウイルスのうちのいくつかが、イボどころかがんを誘発するということが分かってきました。いちばんよく知られているのは子宮頸部のがんでしょう。ある種類の HPV（HPV16、HPV18 など）に感染した女性は子宮頸部がんを発症しやすくなります。ですから現在日本では、HPV 感染を予防するワクチン接種が小学 6 年生から高校 1 年生に相当する女子に公費で行われています。

　HPV は口腔がんも誘発している可能性が明らかになりつつあります。24 時間絶妙に調整されている温度と湿度、そして無防備な粘膜で覆われている口の中は HPV にとって住み心地のよいところなのか

希少がんなんかじゃありません。それどころか、これらの国々では口腔がんこそすべてのがんの中で対策するべき最も重要ながん（the leading cancer）なのです。

　実はこのかみタバコ、2000 年代に日本国内でも試験販売が行われました。歯科関係の団体が猛烈に反対した成果もあり、販売は中止に追い込まれました。しかしながらその後も「非加熱式タバコ」「電子タバコ」と、いろいろな形式のタバコが絶え間なく販売されています。また、日本では男性の喫煙率は昔と比べて下がってきていますが、「それなら女性に売り込めばいい」とばかりに若い女性をターゲットにした「おしゃれ」で「かわいい」、そして「フルーツの香り」といったタバコがキラキラと販売されています。伝統的な（?）タバコの売り上げが落ちていく中、タバコ産業は次から次へと新しい商品を出してくるのです。

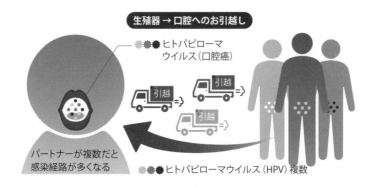

生殖器 → 口腔へのお引越し

●●● ヒトパピローマ
ウイルス（口腔癌）

引越
引越
引越

パートナーが複数だと
感染経路が多くなる

●●● ヒトパピローマウイルス（HPV）複数

もしれませんね。ウイルスはあなたの体の中で自然発生することは決してありません。口腔がんを誘発するHPVは、性的な交渉によってあなた以外の人から持ち込まれます。あなたの性交渉のパートナーがたった１人であれば感染の窓口は１つです。パートナーが２人、３人と増えるほど感染の窓口は次々と広がります。口腔がんは今まで主に中年から高齢の人たちが心配するがんでした。しかし、HPV感染による口腔がんはもっと低年齢、たとえば20～30代の人の発症が増えるだろう、との嫌な予測があります。その年代の人たちが性行動に活発だからです。ストレートに言えば「若い人たちでセックスパートナーをちょくちょく替えたり、同時に複数のパートナーがいたりする人が増えると、子宮頸部のがんどころか口腔がんまでも増加する」のです。

⑤ 紫外線と口唇のがん

　過度の紫外線は私たちのDNAを損傷し、発がんのリスクを上げます。口唇にできるがんは紫外線と関係します。日本人と比べて欧米人は太陽光に対する憧れが何だか強いみたいで、ビーチで競うように太

陽光を浴びたがる人をよく見かけます。そのせいか、口唇のがんが日本人よりも多く発生します。海外発の研究では「紫外線を浴びすぎると口唇のがんを引き起こすかもしれません。ビーチに行くとき

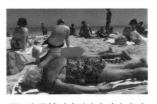

唇にも日焼け止めをお忘れなく

は唇もしっかり日焼け止めをするか、太陽にさらされ過ぎないで」というメッセージを目にします。

今のところ「がんではないのだけれど…」でも、これからがんになるかもしれない病変

口の中の粘膜にはときどき白っぽいものや赤っぽいものが見えます。熱いものを食べて火傷したとか、うっかりかんでできた傷なら数日で消えてしまいますが、いつまでたっても消えない慢性的な病変があります。ここで紹介するのはこの先いつかがんになるかもしれないという「前がん病変」とよばれるものです。

① 白板症

白い病変です。綿棒でこすっても剝がれません。粘膜の一番上の上皮が分厚くなって白っぽく見えるのです。タバコやアルコールによる刺激、口にフィットしていない入れ歯、加齢、ビタミン不足が原因ではないかといわれています。そんな原因に心当たりがない人にできることもあります。ほとんどの場合、痛みの訴えはありませんが、5～10％ががん化します。長期間経過した後、突然がん化することもあるので、定期的に歯科医療機関で診てもらうことを強くお勧めします。

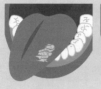

白板症

- がん化率は 5〜10%。
- 白い病変。ぬぐっても剥離しない。

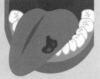

紅板症

- がん化率は 50%。
- 鮮やかな赤色。境界明瞭。
- 痛みを自覚。

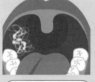

口腔扁平苔癬

- がん化の可能性有。
- 白い病変。レース状や網目状が多い。
- 頬の内側の粘膜に見られる。
- 痛みはあったりなかったり。

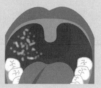

カンジダ症

- 慢性であればがん化の可能性有。
- 乳白色の病変。頬、舌、歯ぐきにでき、ぬぐうと剥離可能。
- 「しみる」「ひりひり」などの訴え。

② 紅板症

鮮やかな赤色で、表面がツルツルした感じの病変です。白板症と違って、痛みを訴えます。なんと約50%が悪性化（つまりがん化）するため、必ず大学病院などで詳しく検査をします。

③ （口腔の）扁平苔癬

白い病変で、レースのように見えることもあります。アレルギー、ストレス、自己免疫疾患などと関係があるのでは？といわれていますが、はっきり分かっていません。病変のあるところを触ると痛かったり、食べ物がしみたりする人もいます。扁平苔癬は口の中にだけできる場合がほとんどですが、皮膚、頭皮、爪、それに性器にもできることがあります。体のあちこちにできる人は重症扁平苔癬と診断され、QOLを下げないためにできるだけのことをします。口の中に痛みがあると食事や会話がつらいので、洗口剤や軟膏など試してみて症状が少しでも楽になるものを探します。がん化することがあるので、痛みのない人もぜひ定期的な歯科受診を強くお勧めします。

扁平苔癬を発症させたり、悪化させたりする可能性があるものを挙げておきます。

- 歯科治療で使用された材料 ・飲んでいる薬 ・喫煙
- 過労やストレス ・肝機能の低下 ・各種ウイルス感染
- 脂質異常症、糖尿病、高血圧、甲状腺機能低下などの全身疾患
- いろいろな栄養素の不足

④ 慢性皮膚粘膜カンジダ症

カンジダ症とはカンジダ菌が大量に増殖して起こす症状です。カンジダ菌は常在菌なので私やあなたの皮膚や粘膜にもポツポツ住んでいます。私やあなたがそこそこ元気でいれば何の症状も起こしません。しかし、カンジダ菌にとって良い条件が揃う（たとえば体力が著しく落ちる）と突然増殖します。するとクリーム色の苔のようなものができ、出血したり、味が分かりにくくなったり、口角が切れたりします。カンジダ症の症状が出るのは口腔だけではありません。皮膚、爪、消化管、外性器などにも出ます。口の中のカンジダ菌が喜ぶ条件は、

- 免疫力が低下 ・ステロイド剤や抗生物質の長期間使用
- 唾液量の減少 ・フィットしていない入れ歯、洗浄不十分な入れ歯

などです。

もしこの条件に心当たりがあれば、まずは改善してみましょう。抗真菌薬を使用してもっと積極的に治療することもあります。一方、慢性皮膚粘膜カンジダ症は一般的に治りにくく、発がんのリスクがあるため要注意です。

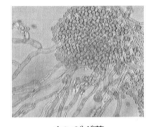

カンジダ菌
Y タンベ , CC BY-SA 3.0, via Wikimedia Commons

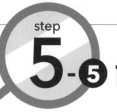

5-❺ 歯の酸蝕症
（アルコール依存症を含む）

ジュースなんて飲まないのに歯が溶ける…
酸蝕症って？

　歯科医の対応すべき病気は？と質問すると、みなさんはむし歯と歯周病だと答えてくれるでしょう。それでは最近「酸蝕症」という言葉を聞いたことはありませんか？

　むし歯は、むし歯菌が口の中の栄養（糖分）を分解してできた酸によって歯が溶ける病気です。一方、酸蝕症とは菌とは関係なく口の中に入ってきた酸そのものによって歯が溶ける病気です。歯の酸蝕症が温泉や工場などで酸性のガスを吸った場合に発生することは、昔から知られていました。最近歯科で問題になっているのは、酸性の食べもの・飲みもの・あるいは胃酸の逆流（嘔吐を含む）によって歯が溶かされることです。「コーラを飲み過

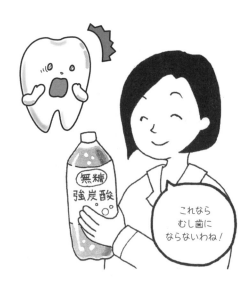

無糖
強炭酸

これなら
むし歯に
ならないわね！

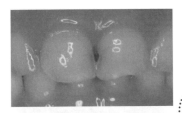

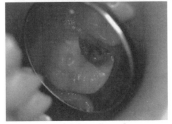

カラー口絵
参照

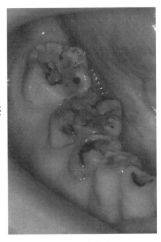

むし歯は"穴"が
じわじわ広がっていく

酸蝕症は"全体的"に
歯が溶けている

ぎて歯が溶けた」というフレーズは昔からあり、砂糖がいっぱい入っ
たコーラを飲み過ぎるとむし歯になることは、みなさん想像できるか
と思います。

　では、はやりの"無糖"炭酸水は大丈夫でしょうか？ テレビの
CMで、強炭酸とか聞きますよね！ 実は、炭酸水は歯を溶かすには
十分な酸なのです（炭酸にはちゃんと酸という字が入っているでしょ
う）。もちろん、1回飲んだからといって歯に穴があくわけではあり
ません。ちょこちょこと四六時中炭酸水を飲んでいると歯がわずかず
つ溶けていきます。しかも、歯の全体が少しずつ溶けるので、溶けて
いることに気づくことができずとても危険です。そして、全体が少し
ずつ溶けてしまうと適切に治療する方法がまだ開発されていません。
ビール・ワイン・発泡酒・ジュースそして酢等ちょっとピリピリする
ものや酸っぱい飲みものは、たとえ糖が含まれなくても歯を溶かすリ
スクがあります。

1

2

3

4

5

6

7

下の前歯の異常はアルコール依存症かも

国民健康・栄養調査（2019年）によると、日本では成人男性の14.9%、女性の9.1%の人が「生活習慣病のリスクを高める量」の飲酒を日常的にしていることが分かっています。また、2016年に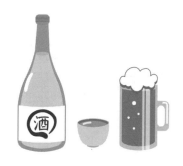発表された論文では「日本人は100万人強がアルコール依存症を経験する」と推定されています。

　アルコールの日常的な過剰摂取（飲み過ぎ）は、歯のトラブルを多発させます。まず、アルコール飲料は酸性が多いので、その酸によって歯が溶けます。アルコールを頻繁に飲む人は胃酸の逆流や嘔吐がありますが、それらにも歯を溶かすリスクの高い酸が含まれます。アルコール依存症の人は歯の酸蝕症のリスクを同時に抱えているのです。また依存症の人の多くは夜間に歯ぎしりをするので、弱っている歯がさらにすり減ったり欠けたりします。さらに悪いことに、アルコールをよく飲む人は口の中が乾燥します。唾液は歯や口の中の健康を守るためにとても大切な働きをしています。唾液の量がいつも少ないというのは、口にとって危機的な状況なのです。

　人間の歯は、生えている"場所"によってむし歯になりやすかったりなりにくかったりします。下の前歯は最もむし歯になりにくい。なぜなら、下の前歯の裏には唾液腺の開口部があって、常に唾液が流れ出ているからです。アルコール依存症で酸蝕症が起きると、この下の前歯ですら溶け始めます。歯科医療者のみなさん、高齢者ではない患

者や放射線治療経験などない患者の口の中で下の前歯にまで及ぶ脱灰
や歯質欠損を見たら、アルコールの過剰摂取を疑ってみてください。
100万人を超える人が依存症ではないかと推計されているのです。
全国どこの歯科医療機関であっても、依存症の人は受診しているはず
なのです。しかし、患者が自分から依存症のことを打ち明けてくれる
とは限らないし、そもそも自分が依存症であると意識していない人も
多くいます。それはアルコール依存症の特徴なのです。

　アルコール依存症による酸蝕症は治療がとても難しい。同時に何本
もの歯が全体的に溶けて変形しているからです。歯を1本ずつ治療
するのも大変なのに、何本もまとめて治すのは困難を極めます。それ
に、もし歯の治療が終わったとしても…アルコールの摂取は続くため、
短期間でまた歯は悪くなってしまいます。

　歯が溶けやすくなる生活習慣とその予防は、むし歯の場合と基本的
に同じです。アルコールや炭酸飲料を飲むことをすべてやめることは
できないでしょうが、「回数」と「口の中に留まる時間」を少なくす
れば酸蝕症のリスクを下げることができます。また、歯がより溶けや
すくなる就寝前の炭酸等の摂取は控えましょう。

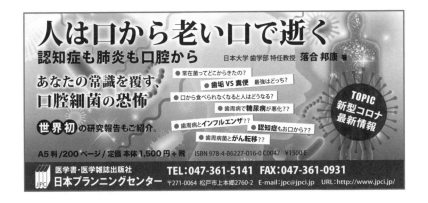

スコットランド

鼻水とカビから人類を救う大発見

　1920年代のこと。スコットランド生まれの医師アレクサンダー・フレミング（Alexander Fleming）は、薬を開発するためにシャーレで細菌を育てていました。ある日、彼がそのシャーレを覗き込んでいたら、うっかり鼻水がポトッと落ちてしまいました。するとシャーレの中で自分の鼻水のかかったところだけ細菌が溶けて死んでしまいました。そこで鼻水の成分を詳しく調べてみたとこ

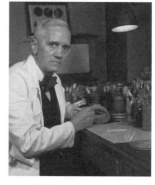

研究室でのフレミング

「Nice to see you、日本のみなさ…は、はっくしょん！僕がシャーレに鼻水を落としたお陰で、リゾチームのパワーが明らかになりました！」

ろ、リゾチームという酵素 [5] が細菌の細胞壁を壊すことを発見しました。その後リゾチームは鼻水だけではなく唾液や涙にも含まれていることが明らかになりました。

　ところでフレミングは、リゾチームの発見から数年後、抗生物質ペニシリンを発見します。フレミングは、細菌を育てていたシャーレの蓋を開けっ放しにしたまま夏の休暇に出かけてしまいました。休暇から研究室に戻ってみると、当然シャーレはカビだらけです。捨てようとしてもう一度見てみると…カビの周りの細菌だけがすべて死んでいるではありませんか！　このカビがまさに天然の抗生物質だったのです。ペニシリンのお陰で、感染症による死亡は世界中で激減しました。

5）リゾチーム：p.118 step5-2「口腔乾燥」参照

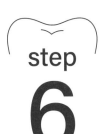

step

6

シニア世代のみなさんへ

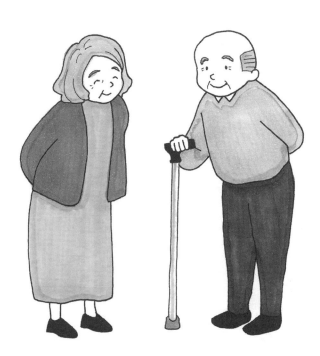

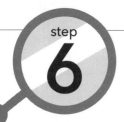

シニア世代の歯科

これからは「100歳まで元気」が標準

　私が子どもだった頃、元号は「昭和」でした。当時寿命が100歳を超えるというのはとても珍しく、毎年「敬老の日」には、市長がうやうやしく銀製の置物を持ってその方を訪ねていくようなイベントがありました。ついでにその表敬訪問をローカル局ニュースで放映したりしていました。人口に関する最新の報告によると、現在100歳以上の方は日本に約8万6000人いるそうです。市長が地元の100歳以上の方を全員訪問しようとすれば、きっと次の年の敬老の日まで

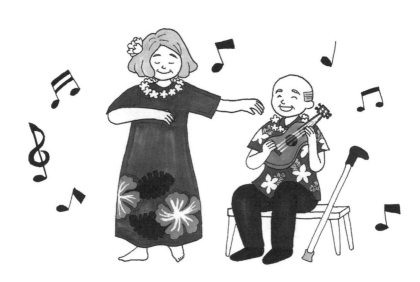

かかることでしょう。日本の平均寿命は瞬く間に延びているのです。

　サザエさん一家のお父さんである磯野波平は 54 歳です。昭和の 50 代男性の見本みたいな人です。比べて今の中高年者は実年齢より 10 歳、いや人によっては 20 歳くらい若いような感じがします。ビートたけしさんや吉永小百合さんは 70 代ですが、テレビやスクリーンでキラキラと輝いています。

　私たちはこれからは「100 歳まで元気」が標準だと予定して、健康の話をするべきでしょう。

歯の本数で寿命を大胆予測

　高齢者の健康を決定する重要な鍵は「口腔」です。歯科医療者はずっと前から「歯が残っている人ほど高齢でも元気で過ごしている」ということに、うすうす気がついていました。

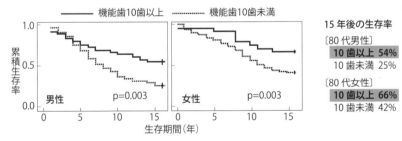

図1　80 歳以上の機能歯（10 歯未満 /10 歯以上）と生存曲線

40 歳以上の住民 5,730 名を対象とした 15 年間のコホート研究の結果、80 歳以降では男女いずれにおいても、機能歯数と生命予後との間には有意関連がみられた。

K Fukai, *et al.* : Functional tooth number and 15-year mortality in a cohort of community-residing older people. Geriatrics & Gerontology International ; 7:341-347,2007.　を元に作成

沖縄県宮古島で 40 歳以上の人を対象に機能している歯の数とその後の寿命についての研究が行われました（**図1**）。調査開始時点で 10 歯以上持つの 80 歳代のグループと、10 歯未満の 80 歳代グループに分けておきました。15 年経過後、10 歯以上あった人たちは、10 歯未満と比べて明らかに長生きしていました。男性の結果を見ると調査開始時点で 10 歯以上健在であれば、半数以上が 15 年後も生きていました。ところが 10 歯未満だと生存率は 25% にまで低下していたのです。

　長生きでありたいと願うのであれば、何より自分の口の中に関心を持って歯を 1 本 1 本大切にするとよいのです。お金はたいしてかかりませんが、手間と時間はたっぷりかけましょう。テレビドラマで中高年らしき会社の重役がゴルフクラブを 1 本 1 本、丁寧に拭き上げているシーンを見ます。「ゴルフクラブをそんなにきれいにしても、あなたの寿命にはたぶん関係ない。それより歯を 1 本 1 本丁寧にお手入れをしたら確実に長生きできますよ。」と役員室に電話をかけてアドバイスしたくなります。

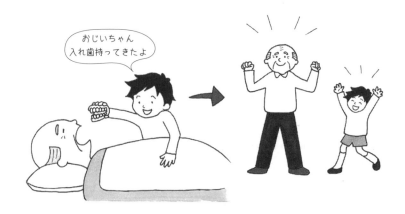

認知症の予防は健康な口腔から

「入れ歯を忘れて入院したおじいちゃん。弱ってしまってもう家に帰れないかと思っていたが、孫が入れ歯を持って行っておじいちゃんの口に入れてみたら、突然シャキッとベッドで起き上がった」…という話は、歯科医療者の間ではずっとささやかれていました。でも歯科以外の人に聞かれたら、あまりにも歯科を褒めすぎじゃないの、

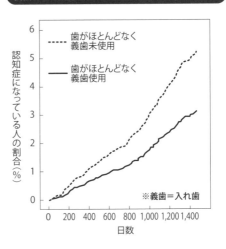

義歯による機能回復をするほど認知症発症が少ない

図2　歯数・義歯使用と認知症発症との関係
（年齢、所得、BMI、治療中疾患、飲酒等の有無を調整済み）

Yamamoto T, *et al*. : Association between self-reported dental health status and onset of dementia: a 4-year prospective cohort study of older Japanese adults from the Aichi Gerontological Evaluation Study (AGES) Project. *Psychosomatic Medicine*.Apr;74(3):241-8,2012.　を元に作成

まるで歯科伝説だね、って言われる気がして私たちはずっと黙っていました。しかしこの伝説は科学的に説明されることになります。

　愛知県内に住む「認知症ではない65歳以上の人」4,425名を対象とした健康に関する調査が行われました（**図2**）。4年後、参加者のうち220人に認知症が発症しました。認知症は「多くの歯を失っているのに入れ歯を使用していなかった人」に明らかに多く発症していました。健康や長生きのためには自分の歯が多く残っているに越したことはありません。しかし認知症に関しては、たとえ若いうち

から歯を失っていたとしても、入れ歯を使いこなしてさえいれば4割も発症しにくくなるという結果だったのです。

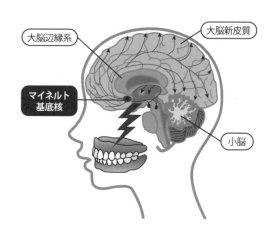

大脳辺縁系

大脳新皮質

マイネルト基底核

小脳

　なぜ歯を失っても入れ歯を使用していれば認知症を予防できるのでしょうか。まず、入れ歯による咀嚼の刺激で脳の働きが活性化するのではないか、という点です。大脳のマイネルト神経は、認知機能に重要な働きをしています。目の奥にあるこの神経細胞は、アルツハイマー型認知症の患者では変性・脱落していると分かっています。マイネルト神経を電気刺激で活性化すると大脳皮質の血液量が増加します。またこの神経を活性化することにより、大脳皮質のあちこちに信号が送られます。つまり脳の働きが活発になるのです。咀嚼の刺激がこの神経に伝われば、脳の働きに良い影響を与えてくれそうです。

　歯を多く失っているのに入れ歯を使っていない人は、粥のようなかまずに飲み込める食事になりがちです。かまなくても栄養やカロリーを摂取することはできますが、咀嚼刺激がなければマイネルト細胞の活性化は弱いでしょう。

　次に、入れ歯を使うとより多くの種類の栄養が期待できる、という点です。脳の機能低下を予防する、とか機能を改善できるという食品が健康番組などで紹介されると、いちいちとんでもないブームになります。青魚、ナッツ、ブドウの皮など。最近では、脳の機能と関係が

深そうな食品をひっくるめて「ブレインフード」といいます。きっといろいろな食材に脳の機能を活性化する成分が含まれているのだと思います。まだブレインフードとして発見されていない食材もたくさんあることでしょう。入れ歯を使っていない人は、使用者に比べてどうしても食べられない、食べたくない食材が増えます。つまり認知機能をよくする食材かもしれないのに、食べていないものがあるのです。あーもったいない。

　シャインマスカットはぶどうであるにもかかわらず皮ごと食べられる、果物の女王様です。日本の農家さんは、おいしいだけでなく私たちの望むような果物をまるで魔法使いのように生産してくれます。果物は皮の直下に抗酸化物質など体によい成分が詰まっているといわれています。入れ歯を使えばシャインマスカットを皮ごと楽しめるのに、使っていない人は食べる気にならないかもしれません。このように入れ歯を使用すると、食べられる食材が自然に増え、さまざまな栄養素を摂取することになります。そうすれば認知機能を活性化するチャンスも増えると思いませんか？

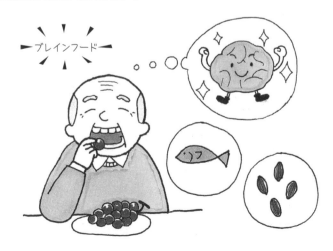

ブレインフード

令和のことわざ辞典では「転ばぬ先の入れ歯？」

　高齢者の事故の第1位は「骨折・転倒」です。転倒の予防は、高齢者が暮らしを楽しむためにとても大切です。また骨折・転倒は高齢者に介護が必要になる原因の第4位でもあります。たかが転んだくらいでどうして介護状態になるのか、心配しすぎなのでは…と思われるかもしれません。

　いきいきされている高齢者は、ちょくちょく家から出て買い物とか会食をしています。仕事やボランティアを続けている方もいます。そのようないわゆる社会的活動は、筋力・体力があってこそできるもの。高齢になると、きついトレーニングができないかわりに、毎日少しずつ体を動かすことで筋力・体力をキープします。転んで怪我をしたら、治るまで体を動かす機会が減ります。すると筋力があっという間に低下します。それに「また転ぶのではないか」という恐怖心が強くなり、せっかく怪我が治っても外出をためらうこともあります。家から出なくなれば運動量は確実に減ってしまうでしょう。ますます筋力が低下して自分でできることが減るという悪循環に陥ります。転倒のリスクをできるだけ減らして、高齢者に楽しい暮らしを送り続けてもらいたいものです。

　歯科的には、高齢者の転倒予防のために"入れ歯の使用"は驚くほど効果があることが分かりました。「過去1年間に転んだことのない65歳以上」の1,763人を対象にした転倒に関する調査が愛知県で行われました。対象者は「歯が多く残っている」、「歯を多く失っているが入れ歯を使用している」、「歯を多く失っているのに入れ歯不使用」の3つのグループに分けられました。3年後、歯を多く失っているのに入れ

歯を使用していない人は、歯が残っている人に比べて転倒のリスクが2.5倍も高いという結果が出ました。しかし、歯を失っていても入れ歯を使用している人は歯が残っている人と比べて転倒のリスクに差はなかったのです。つまり、入れ歯を使っていない人はそれだけで転倒のリスクを抱えたまま生活しているようなものなのです。入れ歯がないことと転ぶことにはどんな関係があるのでしょうか。この研究では、多くの歯を失って上下の歯を"かみ合わせる"ことができなくなると重たい頭部が不安定になって転びやすくなるのでは？と推測されています。

　足や腰に不安のある人は、転ばないように杖を使います。杖がないと歩こうとする時によろめいてしまうので、外出する際も杖を忘れることはないでしょう。歯を多数失っている人が入れ歯を入れずに出かけるのは、杖を持たずに出かけることと同じなのです。令和発行のことわざ辞典では「転ばぬ先の杖」ではなく「転ばぬ先の入れ歯」と表現してもらいたいくらいです。

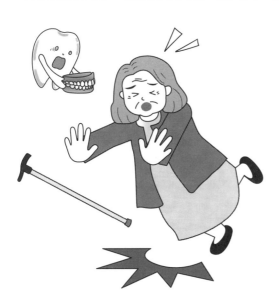

　入れ歯がなくても食事ができているから不要、という不満を歯科医療者はよく耳にします。せっかく歯科医院で入れ歯を作っても結局使わない人は、実は多いのです。食事のこと

1

2

3

4

5

6

7

だけでなく、転倒や介護の予防のためにも入れ歯の使用が大切である
ということを、患者さんには力を入れて伝えていきたいと思います。

coffee break

毎日のちょっとした運動を
続けて、ワールドツアーへ GO

　世界各地を回ってコンサートをしている、あるイギリス
人高齢者がいます。歌いながら世界を旅する、なんて究極
の社会活動です。その人とは元ビートルズのポール・マッ
カートニーさん、1942（昭和17）年生まれです。

　日本的には後期高齢者に当てはまる彼が音楽の仕事を続けて
いられるのは、毎日の運動習慣のおかげでしょう。何も特別な
ハードなトレーニングをしているわけではありません。彼はイ
ンタビューでこう答えています。

　「毎日、ヨガと、フィットネスバイクをそれぞれ5分か10
分くらいずつやっているよ。トレーナーなんかつけなくて自分でやってる」

　誰だって真似できそうなエクササイズですね。ヨガは近所の教室を探して
もいいし、NHKの番組「きょうの健康」を見ながらでもできます。フィット
ネスバイクなどは、自治体の運営しているジムにだって設
置されているようなマシンです。

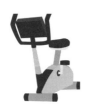

　ポールはインタビューでさらに答えています。

　「それで、毎日のエクササイズの最後に必ず逆立ちをする
んだ」

　ううっ…これは私には真似できない。

口腔をメンテナンスして動脈の元気を取り戻そう

　特定健康診査・特定保健指導は、内臓脂肪症候群を発見し改善するために平成20年度に始まりました。肥満には皮下脂肪型肥満と内臓脂肪型肥満があります。内臓脂肪型肥満とは腸間膜などに脂肪が過剰に溜まる肥満で、ウエストまわりが大きくなります。外から見ても太っているように見えないのに、実は内臓脂肪をこっそりと溜めている人もいて「隠れ肥満」とよばれます。内臓脂肪型肥満は、日本では男性に多く見られます。

　さて、日本人の死因第1位はがんです。それでは2位以下はどうなっているのでしょうか。第2位は心臓病、第4位には脳卒中がランキングされています。この2つの病気はいずれも動脈硬化が原因となることが多いという共通点があります。動脈硬化の起こりやすくなるリスクとして、高血圧・喫煙・糖尿病・高脂血症があります。このうち1つあるだけでも動脈を傷めるのですが、2つ、3つと重なれば動脈硬化は悪化しやすくなります。内臓脂肪が過剰にあってパンパンに膨らんだ脂肪細胞から炎症性物質が血液中にばら撒かれると、この

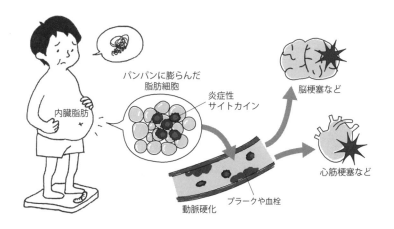

内臓脂肪
パンパンに膨らんだ脂肪細胞
炎症性サイトカイン
脳梗塞など
心筋梗塞など
プラークや血栓
動脈硬化

動脈硬化がさらに加速します。そのため、内臓脂肪を減らして炎症性物質の元栓をギュッと締め、漏れ出てこないようにすることが動脈を傷めないために大切なのです。

　厚生労働省の計算では「内臓脂肪症候群が強く疑われる者（該当者）」が960万人、該当者"一歩手前"の予備群者が980万人と推定されています。あわせて1,940万人、衝撃の人数です。40〜74歳の集団にだけ注目すると男性の2人に1人、女性の5人に1人が内臓脂肪症候群です。口に関する症状が内臓脂肪症候群に影響を与えることが明らかになってきたため、平成30年度より特定健康診査に歯科の質問事項が新たに加わりました。

第三期特定健康診査追加質問
食事をかんで食べる時の状態はどれにあてはまりますか？
1　何でもかんで食べることができる
2　歯や歯ぐき、かみあわせなど気になる部分があり、かみにくいことがある
3　ほとんどかめない

　「かんで食べる」つまり咀嚼機能が低下すると、野菜の摂取は減少し、脂質やエネルギー摂取が増加します。これは生活習慣病の大きなリスクです。何でもかんで食べられると、食材を選ばずバランスよく食事をとることができます。それに唾液の分泌量が増加するため、消化吸収や味覚もUPします。また、この質問により「歯周病を治療しようかな」というきっかけになれば、歯周病と関連の深い糖尿病の病状の改善にもなるでしょう。

　シンプルな質問ですが、内臓脂肪症候群の改善や動脈を元気にすることに繋がっているのです。

オーラルフレイルに気づいて要介護や寝たきりを予防

「フレイル予防」って健康や長寿に関するトレンドです。高齢者の健康の、最先端ワードです。フレイルとは、高齢になって体力や認知機能などの活力が低下することです。体全体がフレイル状態になる前に、まず口腔機能がおとろえ始めます。これを一般的には「オーラルフレイル」とよびますが、オーラルフレイルに早めに気づくことができれば、介護状態の悪化や寝たきりのような体全体に及ぶ深刻なフレイルを予防したり発症を遅らせたりする効果が期待できるでしょう。

「食事をする」「話す」といった口の機能が弱くなってくると、次のような症状が出てきます。

- 食べ物がかみづらい。
- 食べ物が口に残ってしまうようになってきた。
- 食事の時、むせやすくなった。
- 薬を飲みにくくなってきた。
- 口の中が乾く。
- 滑舌が悪くなってきた。
- 食べにくい食材が出てきた。
- 食事の時間が長くなってきた。

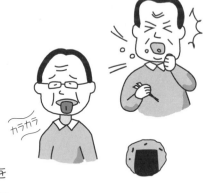

カラカラ

歯科ではこのような症状のことを「口腔機能低下症」といいます。あまり聞いたことがない病名だと思うのは当然です。トレンディで最新の病名なのですから。口腔機能低下症は、歯科医院にていくつかの検査をした

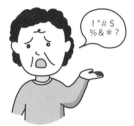

！"＃＄％＆＊？

うえで診断します。

「100歳まで元気」が今の日本の標準仕様となりました。そのため高齢者のための今までにはない、新しいお口の健康対策が求められているのです。年をとるにつれ、口の中の感覚や咀嚼、飲み込み、唾液の分泌などが徐々に低下します。そうした一つひとつがいくつか重なると口腔機能低下症の症状を起こします。食材を飲み込む機能が低下すると、誤嚥性肺炎のリスクが高くなります。ですから歯科では、高齢の患者さんが「ごはんやおやつをストレスなく食べているかどうか」をいつも気にかけています。また、オーラルフレイルや口腔機能低下症を改善するトレーニングを指導することもあります。トレーニングを飽きずに楽しくできるグッズもあるんですよ。

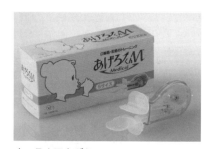

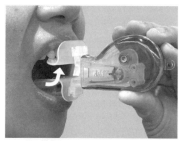

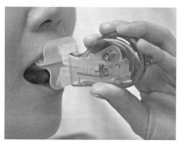

**オーラルアカデミー
あげろーくんMメディカル**

舌筋を鍛える一般医療機器。口の中でマウスピースを押し上げる動きを繰り返すことで、舌筋に適度な負荷を与えて舌骨（舌を支えるU字型の骨）を高い位置で安定させる。

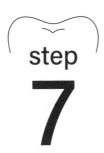

step

7

歯科保健の最先端

コミュニティケア

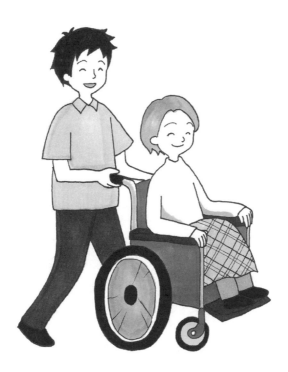

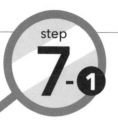

step 7-❶ 歯科医療や歯科検診を 受けることが難しいと されている方々

　日本は社会保険制度がある程度充実している国といえます。医療は、歯科も含めて保険診療を受けることができます。毎月の保険料を払っていれば、保険医療機関で払う費用は全額の10〜30%です（その他の負担割合の場合もあります）。保険診療とは別にいろいろな福祉の制度もあるので、治療や検査を無料で受けることもできます。いくつものセーフティーネットが準備されているのです。

　しかし、このセーフティーネットはまだ完全ではありません。ネットからこぼれ落ちてしまう人たちがいます。歯や口の健康について考える時、セーフティーネットから落ちそうな人たち、すでに落ちているかもしれない人たちをできるだけ見逃さないようにしたいものです。ここでは障害のある人、介護を受けている人、そして日本で暮らしている外国人たちについて考えてみたいと思います。

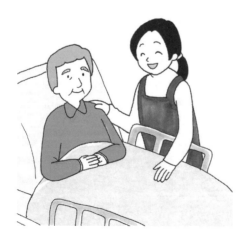

　歯の健康は私たちの食べるものや食べ方、つまり食習慣ととても深い関係があります。私たちがおいしい！

と思う食品は、歯を悪くする口腔細菌も大好物です。だから、現代を生きる私たちは、おいしいものを簡単に食べられることと引き換えにして口や歯のケアを努力して行うのです。自分の体は自分自身でケアするのが理想的ですがケアをすることが難しい人もいます。誰かが手伝ってくれるような制度や支援があると安心です。

障害のあるみなさん
「施設での定期的な歯科検診 90% 実施」を目標に

　「歯科口腔保健の推進に関する基本的事項」には、口の健康や歯科疾患の予防について、国や地方自治体がどんなことを行うのかといった方針や目標がまとめられています。「歯科口腔保健の推進に関する基本的事項」の中で「定期的な歯科検診、歯科医療を受けることが困難な者における目標」が明示されています。そのうちの一つは、障害者（児）入所施設での定期的な歯科検診実施率を 90% にすることです。

　障害者（児）施設に入所して生活している人は、全国に約 19 万 3000 人います。障害のある人たちも私たちと同様、食事やおやつは毎日の生活の楽しみでしょう。ただし口の中をきれいにしたり、むし歯（う蝕）や歯周病の予防のために自分から歯科医療機関に行ったりすることは難しいかもしれません。歯が悪くなるリスクは高いのに検診や予防処置を受けにくい状況です。もしそうであれば、施設で定期的に歯科検診や予防的な処置を行えればと思います。定期検診の実施率が 90% になれば、施設に入所している方の口の健康は良い状態を保ち続けることができるでしょう。

精神疾患の治療のために入院しているみなさん

　精神疾患のある人は、入所施設ではなく病院に入院していることもあります。精神病院などに入院している患者は約30万2000人です（平成29年）。「精神保健医療福祉の現状」（厚生労働省）によると、精神療養病棟では入院患者のうち80%が1年以上の長期入院です。これだけ長い時間を病院内で過ごしているのであれば、歯科医院へ出かけて歯の検診を受けるタイミングを逃してしまうかもしれません。もしそうなら、精神療養病棟においても定期的な歯科検診を広めていきたいものです。

　精神疾患をお持ちの人には、歯を悪くするようなリスクがいくつもあるため、若いうちに多くの歯を失います。

　精神疾患のうち統合失調症の患者は、糖分や加工食品を過剰に摂取することが知られています。これはむし歯の発生や進行にいちばん危険な習慣です。次に精神疾患の治療に使われる向精神薬が口に与えるリスクです。この薬は中枢神経（全身に指令を出す体の集中管理セン

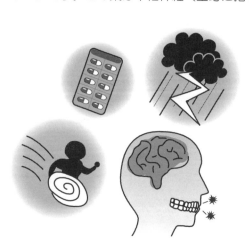

ター）に作用し、不眠やイライラを改善する効果がありますが、口の中を乾燥させるという副作用があるのです。唾液は口や歯を守るとても強いパワーがあるので、減少するとむし歯など口腔疾患にも罹

りやすくなります。それから精神疾患の患者には歯ぎしりや食いしば
り行動が多く見られます。歯ぎしり・食いしばりは大脳へのストレス
と強い関連があるので、精神疾患の患者に見られるのは当然でしょう。
加えて精神疾患の治療薬の副作用として歯ぎしり・食いしばりが起こ
ることもあります。歯ぎしり・食いしばりがあると歯周炎が短期間に、
しかも重度に進行するだけでなく、歯の破折、詰め物の脱離など口の
中にさまざまな悪い影響を与えてしまいます。

　精神疾患をお持ちのみなさんは、日本では歯科的に最も介入が必要
な人たちであるといえるでしょう。入院して精神疾患の治療を受けて
いる期間に定期的な歯科の検診も受けることができれば、歯のトラブ
ルにもっと対応できるはずです。それに入院中に歯科検診や歯科相談
ができる機会があれば、退院した後も歯科医療機関と繋がれるきっか
けを作りやすいはずです。

介護を受けているみなさん
「施設での定期的な歯科検診 50％実施」を目標に

　「歯科口腔保健の推進に関する基本的事項」の目標には、介護老
人保健施設および介護老人福祉施設での定期的な歯科検診実施率を
50％にする、と掲げられています。全国に介護老人保健施設は約
4,300か所あり入居できるのは37万3000人、介護老人福祉施設
は約8,300か所あり入居できるのは57万6000人です。これら
の施設での定期的歯科検診の実施率は、全国平均19％です。市町村
別に細かく見ると実施率の高いところもあります。たとえば長崎市は、
平成29年度には施設での歯科検診実施率が75％に達しています。

そして近いうちに 100% にするとの目標を掲げています（下表）。

	指標	現状値 （H23 年度）	中間評価 （H29 年度）	目標値 （R4 年度）
介護老人福祉施設・介護老人保健施設での定期的な歯科検診実施率	長崎市	18.4%	75.0%	**60% → 100%**
	長崎県	未把握	52.6%（H28 年度）	60%
	国	19.2%	19.0%（H28 年度）	50%

長崎市『2013 年度〜 2022 年度 （後期）2018 年度〜 2022 年度 長崎市歯科口腔保健推進計画』p.16 を元に作成

口腔細菌は要介護者のサイレント・キラー

　要介護者（介護を受けている人）は、口の中の環境が悪化しやすくなっています。歯を悪くしないことはとても大切ですが、それに加えて誤嚥性肺炎の予防についても考えなくてはなりません。新聞のお悔やみ欄を読んでいると、高齢の方の死因がよく「誤嚥性肺炎」となっています。厚生労働省のデータによると、70 歳以上の人たちの肺炎の 7 割以上がこの誤嚥性肺炎でした。

　この肺炎は、口腔内の細菌や食べかすなどが知らず知らず気管に入ってしまって発症します。食事をしている最中に、誤嚥する（食べたり飲んだりしたものがうっかり気管に入る）とむせたり咳き込んだりします。誰にだって起きますが、体の働きが低下する高齢者は、若い人よりもよく起こります。それでも咳き込むことができるということは、異物を追い出そうと体ががんばって働いている証拠です。一方、寝ている間に少量の唾液（もちろん口腔細菌も一緒に）が気管に入り込むと、不顕性（咳やむせがない）の誤嚥を繰り返し起こしてしまいます。不顕性の誤嚥があると、高齢者自身も、周囲の人も気づかずに肺炎になってしまうことがあるのです。

　口の中の細菌は歯だけでなく、命までも危険にさらすといえます。

誤嚥性肺炎は歯のない人でも起きる

不顕性の誤嚥は歯が残っている人だけでなく無歯顎の（歯のない）人でも起こり得ます。舌苔や口の中にできたちょっとした傷に細菌は住んでいるからです。また、口から食事をしない、胃瘻や経管栄養の場合でも口の中に細菌はいます。そういった処置をされていると、むしろ口をほとんど働かさないため、乾燥して細菌は増加していることもあるくらいです。とにかく口の中はきれいで、いつも潤っていてほしいのです。

誤嚥性肺炎の予防は、今の高齢者の医療と健康において最重要課題のうちの一つといってよいでしょう。ですから、口の中の環境を少しでもよくするためにまずは定期的な歯科検診の実施率のアップが望まれます。歯科衛生士や歯科医師が繰り返し口の中を診て、口のケアの指導を重ねることで、苦しい肺炎を予防するお手伝いができるのです。

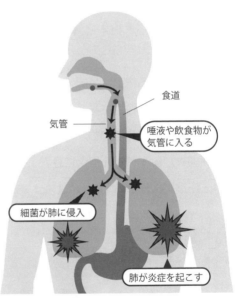

食道

気管

唾液や飲食物が気管に入る

細菌が肺に侵入

肺が炎症を起こす

誤嚥性肺炎の症状

こんな兆候が見られたらかかりつけ医師に相談を

・何となく元気がない。
・食欲がない。
・ぼーっとしていることが多い。
・体が異常にだるい。
・食事中にむせる。

日本に住む外国人のみなさん

　日本には 2020 年 6 月の時点で、約290 万人の在留外国人が住んでいます。2010 年は約 208 万人だったので、この 10 年で一気に 40％近く増加したことになります。日本政府として「世界が訪れたくなる日本」を目指していることもあり、これからも日本で暮らす外国人の数は増えていくことと推測されます。

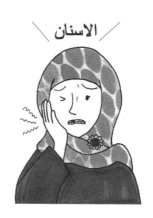

日本に住んでいる以上、外国人であっても、日本語が不自由であっても歯科医療から取り残されるようなことがあってはなりません。歯や口のトラブルは国籍に関わらず、またどんな年代の人にでも起きます。在留外国人が日本のどんな街に住んでいるとしても、日本人と同様に歯科医療機関に繋がれるようにしたいものです。

まずは相談窓口を活用しましょう
患者向け・医療機関向け・行政向けが整備されている

　日本語の分からない人が医療機関を受診すれば、患者も医療機関のスタッフもどうしてよいやら戸惑うことが多くあることでしょう。日本に生まれて日本語でコミュニケーションしていたって、医療機関で自分のことをうまく説明できないし、また難しい治療内容を医師から言われて呆然とすることがあるのです。政府はすでに相談窓口を設置しています。しかも、患者向け、医療機関向け、そして地方行政向けが整備されているのです。もっと多くの人に知ってもらえるとよいですね。

患者向け：外国人が英語・中国語・韓国語などで医療機関を検索できるホームページ

　患者への説明資料は、英語だけではなく中国語・韓国語・ポルトガル語・そしてスペイン語の５か国語に対応しています。すべて日本語訳がくっついているので、とても便利。患者の受け入れや診療に役立つ内容も載っています。

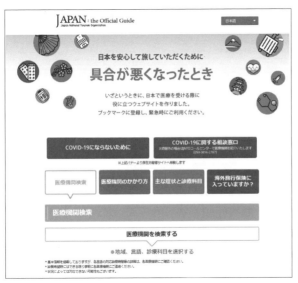

日本政府観光局
JAPAN the Official Guide
https://www.jnto.go.jp/
emergency/jpn/mi_
guide.html（参照 2023-
03-28）

医療機関向け：日本の医療機関のスタッフへの外国人診療お助けマニュアル

　残念なことですが、診療費を払わずに患者がいなくなってしまうというトラブルが問題になっています。日本人の医療は今までほぼ保険診療です。患者は保険証を持って医療機関を受診するので、診療費を払わない人がいるという発想すらそもそもありませんでした。診療費を払ってもらえないのは医療機関にとって深刻です。このウェブサイトにある「医療費未払い対策マニュアル」を参考にしながら、未払い

をなくすための確実な方法を考えたいものです。

　医療機関は、外国人患者で困ったことがあれば地方自治体の専用窓口でも相談できます。

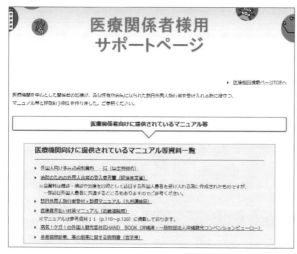

日本政府観光局
JAPAN the Official Guide
https://www.jnto.go.
jp/emergency/jpn/
medical_support.html
（参照 2023-03-28）

地方自治体向け：地方行政の担当者のみなさんへ

　日本では「日本語の通じる日本人のための医療」が長年にわたり確立されてきました。外国人患者と医療機関を繋げるためには、自治体の関わりが欠かせません。このマニュアルでは各地域の現状把握、情報提供の方法などを調べることができます。

厚生労働省「地方自治体のための外国人患者受入環境整備に関するマニュアル」について」https://www.mhlw.
go.jp/content/10800000/000789484.pdf（参照 2023-
03-28）

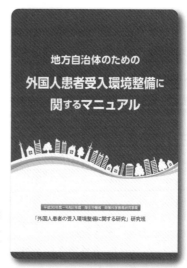

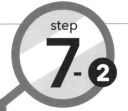

step 7-❷ あなたのむし歯の本数は地域の取り組み次第

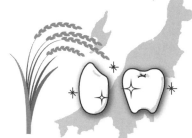

新潟の誇る白とは？
米、雪、そして「歯」

　口の健康には個人の努力も大切ですが、自治体が歯科保健に力を入れると大きな効果が期待できるようになります。むし歯予防に力を入れてきた新潟県の取り組みについて紹介します。

　12歳児のむし歯有病者率（むし歯がある子どもの割合）を見ると、新潟県の有病者率は全国平均を10％以上も下回っています。16年もの間、むし歯の少ない県日本一を続けています。新潟県は30年以上前から「むし歯半減10か年運動」や「ヘルシースマイル21」といった歯科に関するキャンペーンを行ってきました。新潟県では、園や学校で子どもたちにフッ化物による洗口を実施しています。小学校におけるフッ化物洗口の実施率は94％ですから、県内のほぼすべての小学校で行われているのです。

　学校単位でフッ化物洗口を実施するためには、繰り返し保護者へ説明会などを行います。その際にはむし歯がなぜできるのかとか、むし歯を予防するには、といった話が出ることでしょう。保護者同士で子どものむし歯について話し合ったりすることもあるはずです。学校単位でのフッ化物洗口が、多くの保護者にとってむし歯予防の理解を深めるきっかけ作りになるとしたら、その予防効果は何倍にもなること

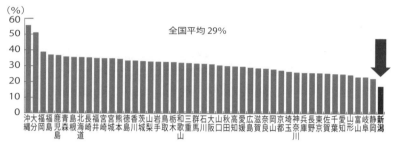

都道府県別 12 歳児のう蝕有病者率

文部科学省「令和 2 年度学校保健統計」のデータを元に作成

でしょう。

　むし歯ができるとか、歯が悪くなるのはとても個人的な問題だと思われてきました。だって、コンビニで期間限定スイーツを買ってしまうのは私の思いつきなのですから。むし歯予防に関するいちばんホットな話題は「健康格差」です。むし歯ができる・できないといった個人の健康状態が、学歴・経済状態・それに生活している地域などによって左右されることを意味します。つまりむし歯ができるのは、100％個人の問題ではないということです。日本は、諸外国と比べて目立ったむし歯の健康格差がない珍しい国でした。社会保障制度が充実していることや、進学率が高いことがむし歯の健康格差が生まれにくい原因だといわれてきました。残念なことに最近の研究では「親の年収と子どものう蝕に関連性あり」という結果も見られるようになってきました。日本も諸外国と同じ状況になりつつあるのです。

　しかし、たとえば新潟県のように学校単位でフッ化物洗口をすることでそんな格差を吹き飛ばすこともできます。学校で実施する歯科予防活動は、保護者の経済状態とは関係なくできるからです。新潟県のような取り組みが多くの自治体で真似されるようになれば、今生まれつつある歯科の健康格差を改善することはきっとできると思います。

step 7-❸ 歯科衛生士が あなたの口の健康を 守ります

歯科衛生士のお仕事

日本には戦前から歯科衛生婦という職業もありました。当時の歯科医療の最先端だったアメリカに留学した歯科医が、日本で広めたといわれています。戦後、GHQ が保健所の改革に乗り出した時に保健所の業務に歯科衛生を加えました。1948 年には歯科衛生士法まで一気にできてしまいました。

国家資格である歯科衛生士は、歯科保健活動を実施することもでき、さまざまな場所で活躍しています。歯科医院で歯のクリーニングをしたり、保健所などで地域の人たちに歯みがき指導なども行っていたりします。戦後まもなくの日本ではむし歯予防が中心でしたが、令和の時代は介護施設などで、摂食嚥下障害や介護の必要な人たちに対して、安全においしく食べてもらうためのケアなども行っています。

「歯科の定期検診？そんなの行かないよ」は、 もはや法律違反

歯科口腔保健の推進に関する法律　2011 年公布

世界の多くの国々で、予防的な目的で歯科医療機関を訪れるという

習慣が当然のことと受け入れられています。日本では 2011 年に「歯科口腔保健の推進に関する法律」が公布されました。この法律の第 6 条には「国民は定期的に歯科検診を受け、必要に応じて歯科保健指導を受ける」と明記されています。歯科の定期検診なんて行かないよ、という人はもはや法律に抵触しているといえるでしょう。この法律制定をきっかけに日本でも「歯を悪くしないために歯科を受診する」ことがもっと広く知られるようになれば、と思います。

　そして国民の歯や口の中のトラブルの予防に、主に携わるのが歯科衛生士です。日本の歯科医療機関には患者の口の健康について熱い想いを持っている歯科衛生士が多くいます。国民の一人ひとりが、少なくとも一度は歯科衛生士とむし歯や歯周病の予防について話す機会ができることを強く願っています。

coffee break

平均年収 1,000 万円！
アメリカでは歯科衛生士は予防医療のエリート

　100 年前、コネチカット州ブリッジポート市のガレージで 30 数名が歯科衛生について学びました。現在、アメリカには 20 万人を超える歯科衛生士がいます（20 万 6100 人　2021 年調査）。アメリカの歯科衛生士の平均年収は約 7 万 7810 ドル（約 1,000 万円／1 ドル 130 円で換算　2021 年調査）です。ちなみに他の業種の年収は教育関係 5 万 9810 ドル、金融関係 8 万 680 ドル。歯科衛生士のアメリカでの社会的地位をうかがい知ることができます。「歯の健康を守る」という誰からも喜ばれる仕事で、しかも高収入が約束されています。アメリカでは、歯を悪くしないことにお金をかけた方がよいと広く理解されています。しかも予防の費用は、悪くなってしまった歯の治療費よりずっと低額なのです。

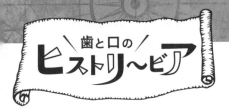

🇺🇸 車庫から始まった歯科衛生士学校

アメリカ合衆国

　う蝕の正体が明らかになってきた、20世紀初めのことです。アメリカのコネチカット州ブリッジポートに一人の歯科医がいました。彼の名前はアルフレッド・フォーンズ（Alfred C. Fones）。アメリカといえどもその頃は、人々が歯科医院を訪れるのは悪くなった歯を抜く時という時代でした。アルフレッドは「口の中をいつもきれいにしておけば、歯が悪くならないのではないか」と考えるようになります。そこで、彼はいとこのイレーヌ・ニューマン（Irene Newman）に声をかけ、彼女が歯科のアシスタントとして歯のクリーニングができるようにトレーニングしました。患者から抜いた歯に砂粒を接着剤で張り付け、歯石に見立てた手作りの模型を彼女のトレーニングに使ったりもしました。

　1907年、アルフレッドはイレーヌを「歯科衛生士」とよんで、患者の歯のクリーニングをまかせてみました。歯の汚れをきれいにするためだけに定期的に歯科医院に来てもらう、なんていう発想は当時の多くの歯科医師には思いもつかないことでした。「アルフレッドはおかしいんじゃないか」と彼らはウワサしました。

　1913年、アルフレッドとイレーヌは「フォーンズ歯科衛生士学校」を始めます。その学校に第1期生として集まった34人の女性たちは、

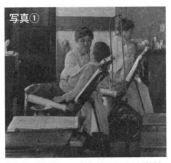

写真①

設立当初の Fones 歯科衛生士学校

学校の教師や看護師、そして医師の妻などだったそうです。歯科医療に革命を起こすことになるその学校には歯科医院の裏手の車庫が使われました。まもなくペンシルバニア大、イエール大といった一流大学から講師たちが続々とこの車庫へやって来ました。なんと！日本からも講師が訪れたそうです。

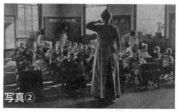

**ブリッジポートの小学校で
歯みがき指導をしている歯科衛生士**

「さあみなさん、今日は正しい歯のみがきについて学習しますよ。」

フォーンズ歯科衛生士学校の卒業生たちの活躍は目覚ましく、ブリッジポートの子どもたちのむし歯が激減したそうです。コネチカット州は

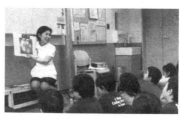

**100 年たってもイレーヌの時代と
同じ歯みがき指導**

とても感銘を受け、イレーヌを世界初の歯科衛生士であると認定しました。歯科衛生士による予防処置の大切さは、あっという間に全米だけでなく、世界中に広まりました。

1918 年、当時「スペイン風邪」とよばれたインフルエンザが大流行しました。アメリカ国内では約 67 万 5000 人が死亡しました。ブリッジポートは、そこそこの人口規模の街であるにもかかわらず、死亡率を最低レベルで抑えることができました。ブリッジポートがたったひとつ、アメリカの他の街と違っていたのは、ここで歯科衛生教育が一足先に行われ、住民たちの口や歯への意識が高かったことです。イレーヌたちは、ブリッジポートの人たちの歯だけではなく、命までも救うことに成功したのかもしれません。

写真①② Fones, Alfred C. (Alfred Civilion), Kirk, Edward Cameron, Strang, Robert H. W （1916）, *Mouth hygiene : a course of instruction for dental hygienists : a text-book containing the fundamentals for prophylactic operators,* Philadelphia and New York : Lea & Febiger

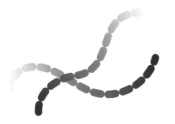

最新版カリオロジー

むし歯論・むし歯学

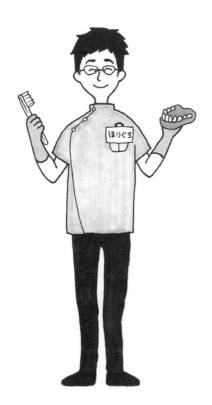

むし歯はなぜできる？

むし歯ってなんなんだ！？

　むし歯（う蝕）とはいったい何なのでしょう。むし歯についての学問をカリオロジーといいます。カリオロジーに基づいてむし歯をひと言で説明すれば、口の中の細菌が出す酸や酵素によって歯の成分が溶けて歯に穴があくことです。だからむし歯ができるためには「酸を出す細菌」と「細菌の餌」の両方が必要です。

　むし歯の研究をするために、実験動物にわざとむし歯を作らせることがあります。ところが、無菌状態で育てられた実験動物にむし歯を作ろうと砂糖を与えても…むし歯はできないんです。むし歯菌がまったくいない口の中では、糖や加工食品を与えてもむし歯はできません。野生の猿にもむし歯はできません。しかし野生から離れて動物園などで暮らし始めて3世代ほど経つと、むし歯ができるといいます。

　人間の口の中には、加工された糖類が毎日頻繁に入ってきます。高濃度の糖（特に砂糖）は、多くの細菌にとって毒です。ドライフルーツが腐りにくかったり、ジャムが保存食だったりするのは高濃度の糖のお陰で細菌が生きられないからです。高濃度の糖の存在下でも生き延び、むしろ糖を栄養として生きられる細菌が…むし歯菌なのです。むし歯菌は、糖を分解して栄養を得て、その副産物として酸を排出します。この酸は他の細菌にとっては毒となるので、むし歯菌が口の中

でどんどん優勢になっていきます。また、むし歯菌は砂糖からグルカンというネバネバ物質を作り菌の周囲に出すことで、歯に強く付着することができるようになります（口の中で細菌が生き抜くためには、口の中に長く留まる必要があります。唾液中に浮いていると、飲み込まれて胃に落ちてしまう）。人にとって栄養価が高く消化しやすい食事は、むし歯菌にとってもたいへん都合がよいのです。

　人は、なぜ料理をするのでしょうか。栄養価が高く、消化しやすい食事を摂取したいからです。カリオロジーによると糖の含まれない、退屈な食事をしていればむし歯に悩まされることはありません。でも、人は糖（加工された食品）というご馳走が大好きで決してやめられないのです。

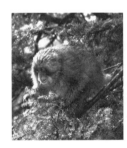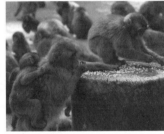

野生の動物（左）は自然界のものをそのまま食べるためむし歯にならないが、飼育されている動物（右）は栄養価の高いえさを食べるため、むし歯が出現する。

ミュータンス菌の偏食の秘密

　存在の知られているむし歯菌のうち、主犯はストレプトコッカス・ミュータンス（*Streptococcus mutans*）菌です。ミュータンス菌は、肉や野菜は大っ嫌いで少しも食べようとしません。ミュータンス菌が大好きなのは砂糖なのです。砂糖であればほんのわずかの量であっても大喜びします。砂糖がなければ他の糖類を食べます。乳糖とか、麦芽糖とか、それに調理された（火の通った）でんぷんなどです。

　ミュータンス菌は発酵といって、砂糖を食べるともれなく乳酸（有

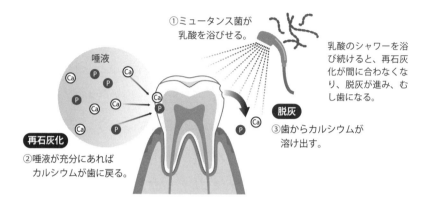

①ミュータンス菌が乳酸を浴びせる。

乳酸のシャワーを浴び続けると、再石灰化が間に合わなくなり、脱灰が進み、むし歯になる。

唾液

脱灰

③歯からカルシウムが溶け出す。

再石灰化

②唾液が充分にあればカルシウムが歯に戻る。

機酸）を排泄します。ヨーグルトが酸っぱくなるのも、ワインからビネガーができるのも、細菌が発酵して酸を出すからです。ミュータンス菌の排泄した乳酸は歯質を溶かします。ミュータンス菌が乳酸をシャワーのように歯の表面にまき散らしても、唾液がたっぷり出ていれば洗い流してくれます。また、唾液に溶けているカルシウムが乳酸で傷んでいる（脱灰している）歯の表面をすぐに修復してくれます。ところが、乳酸シャワーが長時間稼働し続けたらどうでしょう。どんなに唾液ががんばったとしても、持ちこたえることができなくなります。そしてとうとう歯に決定的な穴があいてしまうのです。

ミュータンス菌のネバネバ物質の秘密

　ミュータンス菌は、自分が人間からものすごく嫌われていることを知っています。私たちが歯ブラシやフロスを使って、時には1日何回も自分たちを口の中から追い出そうとするからです。それで、ミュータンス菌は強力な接着剤を作ることにしました。接着剤の原料は砂糖です。あなたがさっき食べたどら焼きとかプリンには砂糖が含まれていますね。口の中に残っているその砂糖にミュータンス菌は酵素（グ

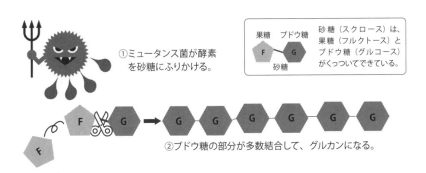

①ミュータンス菌が酵素を砂糖にふりかける。

砂糖（スクロース）は、果糖（フルクトース）とブドウ糖（グルコース）がくっついてできている。

②ブドウ糖の部分が多数結合して、グルカンになる。

ルコシルトランスフェラーゼ）をパラパラっと振りかけてグルカンという接着剤を作ります。それで歯の表面に張り付いたり、菌同士でくっつきあったりするのです。このグルカンはとても強力で歯ブラシを使ってもとれないどころか、歯科医院にある電動のブラシを高速で回転させてみても全部を剥がすことはできません。あなたがどんなに丁寧に歯をみがいてみたところで一部しかとれていないのです。

ミュータンス菌の防御力の秘密

　そういえば、たいていの細菌は酸に弱い。料理に酢を使えば食品が傷むのをある程度防ぐことができます。ミュータンス菌が砂糖を食べて乳酸をまき散らすのは自殺行為にも思えますが、ミュータンス菌はその点をとっくに解決しています。体の中にポンプを備えてあって、酸が入ってくるとすかさず体外へ排出しているのです。直径わずか1μmの生き物のくせに、用意周到です。

むし歯に関係している細菌が次々と明らかになってきた

　長年、むし歯の原因となるのはミュータンス菌とラクトバチルス

（乳酸桿菌：*Lactobacillus*）だと思われていました。最近の研究によると、他にもさまざまな菌がむし歯の発生に絡んでいるようです。ビフィズス菌（*Bifidobacterium*）、スカルドビア種（*Scardovia wiggsiae*）、アクチノマイセス種（*Actinomyces*）、それにベイロネラ種（*Veillonella*）の名前が挙がっています。とはいえ、ミュータンス菌のずる賢さやグルカンという接着剤を作る能力はダントツです。

column

ミュータンス菌が「砂糖を食べて」とあなたにささやく？

　ミュータンス菌は、突然糖がなくなっても困らないように、その小さな体内に糖（グリコーゲン）を蓄えています。だから、私が「口の中のミュータンス菌を兵糧攻めにして皆殺しにしてしまおう」と思い立って食事から砂糖を完全に抜いたとしても、菌はグリコーゲンを消費しながらのうのうと生き延びるのです。

　「ミュータンス菌といえども、いつかグリコーゲンは空になるはず。そうすればミュータンス菌は全滅するのでは？」と思われるでしょう。そう、その通り。しかし、今度は私たちが砂糖なしの食事に耐えられなくなります。ミュータンス菌のグリコーゲンがからっぽになる前になぜか甘いものが欲しくてたまらなくなるのです。

　私、今朝からどうしてもキルフェボン（Qu'il fait bon 超人気洋菓子店）のタルトのことが頭から離れられません。はっと気がつくとスマートフォンで季節の新商品なんかを検索したりしています。私の口腔内にいるミュータンス菌が私の脳に「砂糖を食べて」とささやいているんじゃないかって思うのです。

私たちにはむし歯を予防できる余裕と知恵がある

　たとえ糖を頻繁に食べたからといって、1週間で歯に穴があくことはありません。むし歯ができるには数週間程度の時間がかかるのです。私たちにはむし歯を予防する余裕と知恵があるのです。それでは、むし歯予防にはどんなことをすればよいのでしょうか。

むし歯予防法は加齢とともに変わる

　むし歯のできやすい場所は年齢によって変化します。歯冠部う蝕と歯根部う蝕です。歯冠部う蝕は歯肉縁上のエナメル質で覆われている歯質から始まります。若い世代の大部分がこのむし歯です。一方、中高年のむし歯は歯根で始まります。若い時分、歯根は歯ぐき（歯肉）で覆われていましたが中高年にさしかかると歯周病のために歯ぐきが下がります。歯ぐきが失われ、むき出しになってしまった歯根がむし

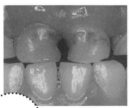
カラー口絵参照

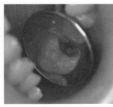
若い世代に多く見られるむし歯

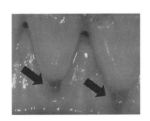
中高年世代の歯根にできるむし歯

歯になるのです。歯根部う蝕には加齢や歯周病も関係しているため、予防はより多方面から行います。

歯みがきだけではむし歯を防ぐことはできない

　むし歯を予防するために、どうすればよいと思いますか？「そんなの知っています。歯をみがけばよいのです」と答えてしまったあなたへ。歯みがきだけでは、残念ながらむし歯を防ぐことはできません。丁寧に歯をみがけばむし歯が減るはずだ、歯みがきの回数を増やせばむし歯を減らせるのではないか、など歯みがきの効果についていろいろな研究が行われてきました。しかし、現在のところ歯みがきだけでむし歯を予防できたという研究報告はありません。

column

日本では歯みがきは 「躾」の一つと考えられてきた？

　日本人にむし歯を予防するにはどうしたらよいか、と聞くと「丁寧な歯みがき」「食べたら歯をみがく」など多くの人が歯みがきに関して答えます。歯科疾患実態調査（厚生労働省が実施する大規模な歯科調査）によると、調査対象者の80〜90％が1日2回以上歯をみがいています。他の国々の人たちはこんなに熱心に歯みがきをしません。歯科の国際学会にはいろいろな国や地域の歯科医が集結します。各国の歯医者友達とご飯を食べたり飲みに行ったりして気づいたことがあります。ランチの後にパウダールームで歯みがきをしているのは日本人だけなのです。外国の友人たちは歯医者のくせに、食後はお茶飲んでガム（さすがに砂糖不使用）かん

「小さい頃から歯みがきをすればむし歯にならないと言われてきた。丁寧に歯をみがいてもむし歯になるなんて、にわかに信じられない」と不信感を拭えないあなたへ。臼歯の裂溝（かむ面にある複雑な溝）は右図のような構造に

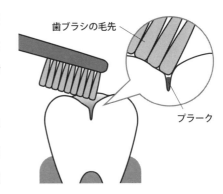

なっています。この狭い溝に砂糖とむし歯菌は入り込めますが、歯ブラシの毛先は決して届くことはありません。歯みがきをどんなに上手にやっていても、歯をみがく回数を増やしてみても、砂糖とむし歯菌が口の中にあれば、裂溝ではむし歯が発生します。

でハイ終わり、です。「歯をみがかないの？」と聞くと「唾液をたくさん出しておけば歯質の脱灰を防げるでしょ」って言われます。日本人は歯みがきにとてもまじめなのだな、と実感します。

　歯みがきは日本人にとって「躾の一環」なのでは、と考えられます。多くの人は歯をみがくことは、靴を揃えるとか食事のマナーを守ることと同じ種類の行動だと思っているようなのです。歯みがきが国民全体として習慣化しているのは素晴らしいことです。しかし、歯みがきを丁寧に行ったり、みがく回数をやたらと増やしたりしてもそれだけではむし歯は予防できません。「歯を丁寧にみがいているからむし歯にならない」とか「おやつを食べてもすぐに歯をみがけばむし歯にはならない」という科学的根拠はないのです。

むし歯の予防法その1　フッ化物配合歯みがき剤

　歯みがきだけではむし歯は予防できませんが、フッ化物配合歯みがき剤をつけて歯をみがくと予防できます。フッ化物には強いむし歯予防効果があるのです。むし歯予防のことだけを考えたら、歯をみがくのはフッ化物配合歯みがき剤を口の中全体に行きわたらせるためといえます。フッ化物が配合された洗口液にも、歯みがき剤と同じかそれ以上のむし歯予防効果があります。

　フッ化物がむし歯予防に高い効果があることは明らかです。しかし「いったいどんな作用でむし歯を防いでいるか」については、現在のところまだ明確な答えに到達していません。今までの研究で分かっていることを紹介します。

①フッ素イオンのコンシーラー効果

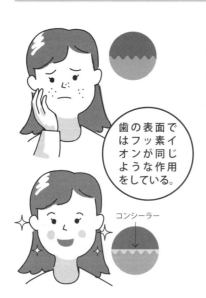

歯の表面ではフッ素イオンが同じような作用をしている。

コンシーラー

　人間の歯は天然素材です。そのため歯の表面のところどころに肉眼では見えないクラック（格子不正）があります。フッ素イオンがこのクラック部分に詰まることで、歯の表面がツルツルして丈夫になると考えられています。化粧をする時、肌のニキビ跡とか毛穴が気になる人もいることでしょう。コンシーラーを塗りこむとそんな格子不正を修復してくれて肌がなめ

らかになるので（画面上で顔がアップされる）パソコンのオンライン
会議にだって自信を持って臨めます。コンシーラーもフッ化物も手放
せません。

②歯質がフルオロアパタイトにバージョンアップ

歯の主な成分はハイドロキシアパタイトといいます。その成分に
フッ素イオンが入り込むと、フルオロアパタイトという酸に強い構造
に"進化"するといわれています。

フッ化物は食材にも含まれている？

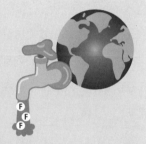

フッ化物は私たちが毎日食べている食材
にも含まれています。フッ素は地球を構成
する成分ですのでたいていの食材に多かれ
少なかれ含まれているのですが、茶葉や海産物には特に多く含まれま
す。顎の骨の中で歯が成長している間、フッ化物の含まれるものを食
べたり飲んだりすれば歯にもフッ素イオンが取り込まれることでしょ
う。前述の①や②の現象が、まだ口の中に歯が生える前から起こるわ
けです。

世界の国や地域によっては、むし歯予防のために水道水や食卓塩に
フッ素を添加したり、フッ化物の錠剤を処方して子どもに飲ませたり
しています。日本では現在、水道水にフッ素を人工的に添加している
自治体はありません。でも、天然のフッ素イオンが多めに含まれてい
る水源地は全国各地に20か所以上あります。天然フッ素イオンが多
く含まれる水源地は、世界的には火山帯に多く見つかります。

③フッ素がカルシウムに「歯に戻れ」と命令する

　むし歯の第一歩は脱灰、つまり歯質からカルシウムイオンが幽体離脱してしまうことです。むし歯菌の出す酸を浴びるともれなく歯質からカルシウムイオンが溶け出るのです。幽体離脱してしまったカルシウムイオンは、唾液の再石灰化という機能のおかげでまた歯に戻ってきます。唾液の中にフッ素が多く溶け込んでいると、カルシウムイオンはより"早く"歯に戻ろうとします。まるでフッ素イオンに命令されているかのようです。

④フッ素が細菌にダメージを与えている

　フッ素は歯質だけではなく、口腔内の細菌にも影響を与えています。フッ素イオンが細菌の内部に入ると、細菌は酸を出すことはできなくなります。それにエネルギーも獲得しにくくなりどんどん弱っていきます。

むし歯の予防法その2　食べる回数を減らす

　むし歯の予防には砂糖の摂取量をある程度制限することも必要ですが、糖を食べる回数を減らすことがとても効果的です。むし歯菌は砂糖など糖類を食べて酸を産生します。家事や仕事の合間にちょっとお菓子をつまみ食い、喉が渇いてジュースを一杯…。このような食生活は、むし歯菌に一日中栄養を補給してあげているようなもの。むし歯菌は酸を出し続け、口の中はずっと酸性のままになります。おやつ、特に甘いものは食べる回数を減らすほどむし歯のリスクを下げるのです。

　ところで朝食はいつも食べていますか？埼玉県の小学5年生を対

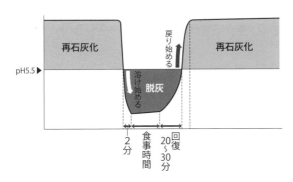

◀ステファンカーブ
歯垢の pH 変化を示したグラフ。pH が 5.5 を下回っている間、歯の脱灰が起こる。飴やガムなどをずっと口の中に入れていたり、カフェオレを飲みながら仕事をしていたりすると、歯（カルシウム）が溶ける時間が長くなる。

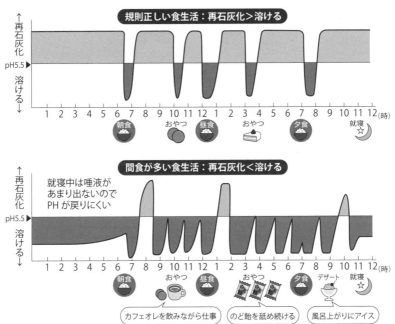

象とした研究では「朝食を食べない子どもたちは食べる子どもたちと比べて圧倒的にむし歯が多かった」という結果が出ました。おやつと反対に、朝食を食べないことはむし歯のリスクになるのかもしれません。明日は、朝ごはんを食べてから出かけませんか？むし歯が予防できるって、早起きのモチベーションアップになりそうです。

むし歯の予防法その3　歯の溝にはシーラント

臼歯の小窩裂溝や上顎前歯の裏側の盲孔はとてもむし歯になりやすいところ。そこをあらかじめ塞いでしまうのがシーラントです。フッ化物の使用とシーラントの合わせ技で、さらにむし歯予防効果が高まると報告されています。シーラントは永久的ではなく、剥がれたり欠けたりします。定期的

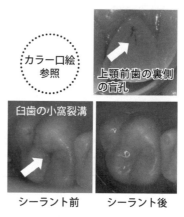

カラー口絵参照

上顎前歯の裏側の盲孔

臼歯の小窩裂溝

シーラント前　　シーラント後

に歯科を受診していれば、剥がれたシーラントを見つけてやり直してもらえます。「歯科治療が初めて」という子どもへのトレーニングとしても最適です。

むし歯の予防法その4　代用甘味料

私たちの舌が甘く感じるのに、むし歯菌が酸を産生しない甘味料を代用甘味料とよんでいます。

いろいろな食材に天然の代用甘味料が含まれている

●キシリトール：トウモロコシの芯からキシリトールを抽出します。トウモロコシを食べるとかさばるゴミになる芯、そこからまさかキシリトールができるなんて！

●ソルビトール：ソルビトールは、りんごや梨に多く含まれていま

す。さわやかな感じの甘さです。りんごって、キッチンの片隅で埃をかぶっているようなこともありますが、包丁で切ってみると意外にジューシーです。これはソルビトールの保湿効果によるものです。保湿効果をアピールする化粧品にもソルビトールが配合されています。

●マンニトール：マンニトールは、昆布や干し椎茸に多く含まれています。そういえば、干し椎茸って甘い香りがします。

化学的に合成された代用甘味料もある

アセスルファムＫは、ただ甘いだけではありません。フレーバーエンハンサーといって、コーヒーやココアの味や香りを引き立たせる効果があるのです。だから缶コーヒーなどによく使用されています。

代用甘味料が使われているといっても安心できない

「代用甘味料は使われているがついでに砂糖や他の糖類も使われている」商品は多くあります。たとえ代用甘味料が使われていたとしても、少しでも砂糖や転化糖などが含まれていたら、ミュータンス菌のエサになって酸が作られます。たとえば「甘味料としてキシリトール100％」とパッケージに書いてあれば安心です。

代表的な甘味料

甘味料の名前	甘味度	細菌による酸の産生
砂糖	1	多い 😈
キシリトール	およそ1	なし 😊
ソルビトール	0.54	なし 😊
マンニトール	0.57	なし 😊
アセスルファムＫ	200 （砂糖の200倍）	なし 😊

厚生労働省 e-ヘルスネット「う蝕の原因とならない代用甘味料の利用法」https://www.e-healthnet.mhlw.go.jp/information/teeth/h-02-013.html（参照 2023-03-28）を元に作成

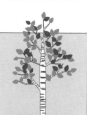

column

ご存知ですか？
キシリトールの意外な話

白樺に多く含まれる

　キシリトールは白樺の樹液に多く含まれています。冷涼な北海道では白樺の林があちこちにあります。冬、夜寝る前に白樺の皮を傷つけておくと、夜間ににじみ出た樹液がかちんこちんに凍ります。それを翌朝、アイスキャンディーのように食べるのが子どもの頃の楽しみだったという話を高齢の方から伺いました。昭和20年代頃まで、日本では砂糖はぜいたく品で、甘いものは今のようにあふれていませんでした。葬式があると葬式饅頭が振舞われたので、子どもたちは「饅頭が食べられる」とひそかにワクワクしていたそうです。

フィンランドの街で行われたキシリトールの研究

　キシリトールはどれくらいむし歯予防に効果があるのか、という研究がフィンランドのトゥルク（Turku）という街で行われました。研究に参加した住民125人は3つのグループに割り振られました。グループSの人たちには砂糖を、グループFには果糖を、そしてグループXにはキシリトールが2年分配布され「料理やコーヒーには配布された甘味料を必ず使ってください」と指示されました。2年後、キシリトールを配布された人たちには、新たなむし歯の発生はゼロでした。砂糖や果糖の人たちは、それなりにむし歯が増えていました。こうしてキシリトールには強いむし歯予防効果があると分かりました。

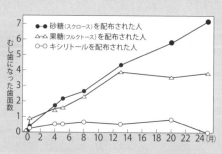

Turku sugar studies　A Scheinin, K K Mäkinen, Acta Odontologica Scandinavica, Vol. 33, Supplementum 70, 1975 を元に作成

むし歯はどのように治療する？

むし歯がどこまで広がっているのか、実は不明

　歯科医はどうやってむし歯を治しているのでしょうか？

　歯は**写真A**のような構造になっています。象牙質にエナメル質がすっぽりかぶさっています。エナメル質は、主にミネラルでできているため、むし歯の出す酸で溶けてなくなってしまいます。象牙質は、ミネラルとコラーゲンというタンパク質でできています。ミネラルは酸で溶けてなくなってしまいますが、コラーゲンは溶け残ります。そのため、むし歯と健康な象牙質の境界がハッキリしません。歯科医が「むし歯を取る」と言っているのは正確には「むし歯菌の出す酸によりミネラルが半分溶けてコラーゲンも多少分解されたため、軟かくなってしまった象牙質を除去する」ということなのです。

　ビックリするかもしれませんが、歯科医がむし歯を取りますよとドリルで削っている時、エナメル質ではある程度境界がハッキリしていますが、象牙質では実はどこまで削るかのハッキリとした指標がないのです。

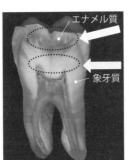

エナメル質

象牙質

しっかりむし歯を除去する部分

少しむし歯が残ったとしてもまずは歯髄を守る部分

カラー口絵参照

写真A　中川歯科医院「歯の構造、虫歯の実際」
http://www.nct9.ne.jp/nakagawasika/CCP025.html（参照 2023-03-28）

むし歯をどう治せば良いのか？

　「私は完璧なむし歯治療をしていただきたいので、完全にむし歯を除去してください」と言いたくなりますよね。しかしどこまでがむし歯かという境界がハッキリしていないので、完全にむし歯を取りたければ、健康な歯質もろともたっぷり歯を削ることになります。しかし、健康な象牙質をたっぷり削れば、かえって痛みが増すかもしれないし、歯髄（歯の神経）に達してしまうかもしれません。むし歯を取るということは、イメージとしては、手術でがんを取ることと同じです。取り残すと再発する。しかし取り過ぎれば健康障害が起こるのです。

　それでは、むし歯を治療する際の落としどころは！？

　まず、エナメル質や象牙質のごく浅い部分だけがむし歯になっているなら、そもそも歯を削りません。傷んでいる歯質にはフッ化物やシーラント処置でむし歯の進行を止めます。次に象牙質にある程度むし歯が広がっていた、あるいはむし歯の進行を止められない時は、傷んだ歯質を最小限切削します。浅い部分は材料を接着させるためにむし歯を残さず除去しますが、歯髄を温存（歯髄の処置をしないこと）するために、深いむし歯はあえて完全に除去しないこともあります。また、奥歯のむし歯の治療法としてインレー（歯型を取って作る詰め物）を選ぶと健康な歯質の切削量が増えます。コンポジットレジン（樹脂）を直接詰めると、切削量は少なくてすみます。

※傷みの程度やむし歯のリスクによって、むし歯の治療法は異なります。また、乳歯の治療法は永久歯とは異なります。

最重要！ 口の環境を変えない限りむし歯はエンドレス

元々、健康な歯そのものが一番強いはずですが、それをあなたは一度むし歯にしたのです。どんな名医が治したとしても、治療したところは再びむし歯になりやすい。むし歯になって、削って詰めたところを再びむし歯にしないためには、名医が上手に詰めるだけではだめです。今までと同じ口の環境では、いつかまた

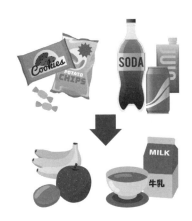

むし歯になることでしょう。だから決して「削って詰めたら終わり」ではなく、むし歯治療をした後で「口の中の環境を変える」ということが何よりも重要なのです。

むし歯や歯周病は"悪化させずに"気長に付き合う慢性疾患

内科のお医者さんと話していた時のことです。ちょっと不思議そうに「何で、先生はそんなに必死に治そうとするんですか？」と言われてビックリしました。同じ医者なんだから、必死に治すのが当たり前でしょうと言いかけたが、ちょっと待て、見地が違わないか！？

私たち歯科医は、治療技術が上手であれば良い結果が出る仕事であるため、結果が悪い場合は精進せねばと落ち込むものです。対して内科のお医者さんは、知識で勝負。糖尿病の患者さんに、食事指導をし

て病状の悪化を防ぎます。糖尿病が完治することはなかなか期待できないし、患者さんへの食事指導をあまり厳格に行えば生きる楽しみが減ってしまうので、そこそこの努力で病気が悪化しない程度の落としどころをアドバイスしたりするのだそうです。あっ、そうか。オレの技術で治そうとするだけではダメで、もっと大局的に病気を診て、病気を悪化させない、悪化したとしても許容範囲は OK とするという点に気づいたのです。

　高血圧を治療している人は、高血圧がスッキリと治る病気ではないが、悪化しないように内科を受診すると理解しているので、完全に治してくれる名医を決して探そうとはしないでしょう。しかし、歯科においては、歯科医の技術だけで完治させてほしいし、二度と悪くならないようにしてほしいと患者さんから望まれているような気がするのです。むし歯や歯周病は基本慢性疾患で、ある程度予防できる反面、一生付き合っていくとも考えられます。私たち歯科医療者は内科の先生方のように「生活を楽しみながらも歯へのダメージをできるだけ減らす」ための適切なアドバイスを患者さんに提供していきたいと思います。患者さんはこれらの疾患を悪化させないために、私たちの知識や技術をどうか遠慮なく使ってください。

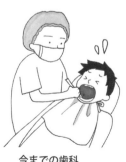

今までの歯科

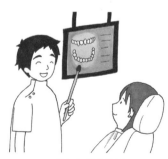

これからの歯科

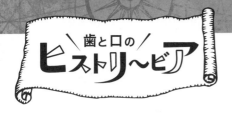

むし歯治療 9000 年？の歴史

紀元前 7000 年にはすでにむし歯の治療が始まっていた

　思えば人類は、ずいぶん前からむし歯に悩まされてきました。約 200 万年以上前に地球上に住んでいたアウストラロピテクス人の歯にもむし歯があります。カッチカチの硬い歯に、ある日突然穴があいたり欠けたりするのです。痛くない時もあるけど、寝られないほど強く痛むこともあります。

　昔の人はむし歯の原因について、いろいろなことを想像したことでしょう。たとえば「歯が痛くなるのは歯の中に悪い虫（tooth worm）がいるからだ。顔を熱くすれば虫が逃げ出すのではないか」と考え、むし歯による痛みのある人の顔を炎に近づけたりしました。

　むし歯で歯に穴があいてしまったら、治療が必要です。パキスタンで発掘された紀元前 7000 年から 5500 年頃の人の歯にはむし歯治療の痕があります。歯科用のドリルが使用され、むし歯はほぼ完ぺきに除去できていました。また、スロベニアで発掘された約 6500 年前の下顎

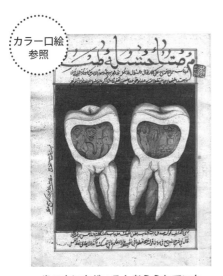

カラー口絵参照

歯の中に虫がいると考えられていた
18 世紀のオスマントルコ語のデンタル ブックからの手書きのページ

の歯のむし歯には、現時点で世界最古の詰め物が処置されています。詰め物に使われた材料はビーワックス（蜜蝋）です。歯科医はもう9000年も前から、むし歯を削る方法や歯を削ったところに何を詰めるべきなのか研究や開発を続けているのです。

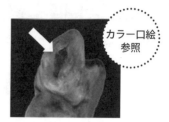

**歯に詰められている
ビーワックス**

6500年前の歯科治療。ほんの1週間前に詰めたばかりのようにも見える。
Bernardini F, *et al.* : Beeswax as dental filling on a neolithic human tooth. PLoS ONE 7(9): e44904. 2012.

1889年、画期的な発見
「むし歯の原因は細菌と砂糖である」

　1600年代にヨーロッパで顕微鏡が発明されてから、病気の原因が次々と分かっていきました。今まで肉眼では見えなかった微生物が見えるようになったのです。顕微鏡の発明は、洞穴をろうそくの光を頼りに探検していたら、突然天井の蛍光灯がピカーっとついたみたいなもの。当時、病気を研究していた人たちはどれほど活気づいたことでしょう。人間を苦しめる病気の多くは、悪魔や妖精が起こしているのではなく、いろいろな細菌によって起こされていたとの発見が相次ぎました。19世紀になると"国を亡ぼす病気"と恐れられた結核の原因である結核菌も発見されました。

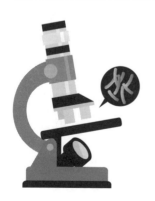

　1889年、むし歯に関する大発見がありました。アメリカ人の歯科医師ミラー（W.D.Miller）がむし歯についての画期的な学説を発表しました。「口の中の細菌と砂糖が混ざると有機酸が発生して歯を溶かす」。むし歯は悪い虫ではなく、細菌の出す酸によって化学的に起こっていたので

す。ところでミラーは数学や物理を学んでいた人でした。彼は歯科医のお嬢様と結婚することとなり、義理のお父さんの勧めで歯学部に入り直しました。いつの世も、どこの社会であっても、親は娘を「確実に稼げる」男と結婚させたいのです。娘の心配をするパパがいたお陰で（？）、むし歯の研究は一気に前進しました。

　1924年、クラーク（J.K.Clarke）がむし歯を作る主犯である"ストレプトコッカス・ミュータンス菌"についての論文をイギリスで出します。が、当時はあまり注目されませんでした。バズらなかったのです。続いて1955年、オーランド（Frank J. Orland）がおもしろい動物実験をします。無菌状態で育てられたラット（ネズミの種類）にいくら甘いエサを与えてもむし歯はできませんでした。しかし、ミュータンス菌を感染させたラットに甘いエサを与えるとエナメル質が溶けてむし歯ができたのです。口の中にミュータンス菌がいると、甘いものに含まれる砂糖をガツガツと食べて有機酸を発生させ、エナメル質が壊されてむし歯になるのです。ミュータンス菌さえいなければ、どんなにお菓子を食べても強い有機酸は発生しません。むし歯が起こらないのです。この報告は世界中の歯科関係者を納得させました。こうしてむし歯は、口の中にミュータンス菌と砂糖が両方ある時に起きることがハッキリしたのです。

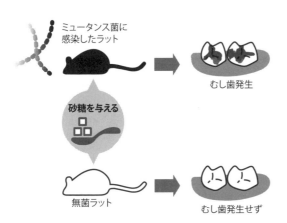

ミュータンス菌に感染したラット

砂糖を与える

むし歯発生

無菌ラット

むし歯発生せず

参考文献

- 一般社団法人全国歯科衛生士教育協議会『保健生態学 第3版』, 医歯薬出版, 2022.
- 一般社団法人全国歯科衛生士教育協議会『小児歯科 第2版』, 医歯薬出版, 2022.
- Scottish Intercollegiate Guidelines Network. Dental interventions to prevent caries in children A national clinical guideline March 2014. https://www.scottishdental.org/wp-content/uploads/ 2014/04/SIGN138.pdf
- 桑田和美 他「母乳の卒乳時期と齲蝕罹患性との関連性について」『小児歯科学雑誌』47（1）:101-110, 2009.
- Lane Strathearn *et al*: Does Breastfeeding Protect Against Substantiated Child Abuse and Neglect? A 15-Year Cohort Study. *Pediatrics*. 123(2): 483–493, 2009.
- Harris R. Biology of the Children of Hopewood House, Bowral, Australia. 4. Observations on Dental-Caries Experience Extending over Five Years (1957-61). *Journal of Dental Research*. 1963 Nov-Dec;42:1387-99.
- 渋井佳代「女性の睡眠障害」https://www.e-healthnet.mhlw.go.jp/information/heart/k-02-005.html
- Daalderop LA,*et al*. Periodontal Disease and Pregnancy Outcomes: Overview of Systematic Reviews. *JDR Clinical and Translational Research*. Jan;3(1):10-27,2018.
- Committee Opinion No. 569: oral health care during pregnancy and through the lifespan. *Obstetrics & Gynecology*. Aug;122(2 Pt 1):417-422,2013.
- MouthhealthyADA.https://www.mouthhealthy.org/life-stages/pregnancy/pregnancy-dental-concerns
- 杉田典子 他「母体の歯周病原細菌と妊娠高血圧症候群の関連性」『日本歯周病学会学術大会 プログラムおよび講演抄録集』2007f (0): 74-74, 2007.
- Vergnes JN, Sixou M. :Preterm low birth weight and maternal periodontal status: a meta-analysis. *American Journal of Obstetrics and Gynecology*. Feb;196(2):135.e1-7,2007.
- Corbella, S., Taschieri, S., Francetti, L. *et al*. Periodontal disease as a risk factor for adverse pregnancy outcomes: a systematic review and meta-analysis of case–control studies. *Odontology* 100, 232–240, 2012.
- 田中光郎「小児の定期的歯科チェックアップの国際比較」『小児歯科学雑誌』54(1) :16-21, 2016.
- 全国保険医団体連合会『学校歯科治療調査「中間報告」』2018.https://hodanren.doc-net.or.jp/news/tyousa/180607_gakkosika.pdf
- S R Porter, C Scully:Oral malodour (halitosis). *British Medical Journal*, Sep 23;333(7569):632-5,2006.
- 宮崎秀夫 他「口臭症分類の試みとその治療必要性」『新潟歯学会雑誌』29 (1) :11-15, 1999.
- 宇井美樹 他「茶カテキン類の口臭抑制効果とチューインガムへの応用」『日本食品工業学会誌』38 巻 12 号：1098-1102, 1991.
- 八重垣健、末高武彦「塩化亜鉛洗口剤の口臭産生および唾液細胞成分ならびにタンパク質の分解に及ぼす影響」『口腔衛生会誌』39：377-386, 1989.
- 吉松大介 他「プロテアーゼ含有タブレットの舌苔除去効果」『口腔衛生会誌』56:37-41, 2006.
- Ravindran R, Saji AM:Prevalence of the developmental defects of the enamel in children aged 12-15 years in Kollam district. *Journal of International Society of Preventive and Community Dentistry*. Jan-Feb;6(1):28-33,2016.
- Almuallem, Z., Busuttil-Naudi:A. Molar incisor hypomineralisation (MIH) – an overview. British Dental Journal. J 225, 601–609 ,2018.
- Saitoh M,*et al*. Prevalence of molar incisor hypomineralization and regional differences throughout Japan. *Environmental Health and Preventive Medicine*. Oct 31;23(1):55,2018.
- Douglas, L. :Caring for dental patients with eating disorders. *BDJ Team* 1, 15009 (2015).
- 安藤哲也「摂食障害の現状」https://cms.ncnp.go.jp/nimh/shinshin/edcenter/pdf/business_report_r1_08.pdf
- 大津光寛 他「自己誘発性嘔吐を伴う摂食障害患者の歯科的問題：う蝕経験歯数，受診動機」『心身医学』51 巻 4 号:329-335, 2011.
- Khan SA *et al*.:Periodontal Diseases: Bug Induced, Host Promoted. *PLOS Pathogens* 11(7): e1004952.2015.
- Hajishengallis G, *et al*.:Low-abundance biofilm species orchestrates inflammatory periodontal disease through the commensal microbiota and complement. *Cell Host & Microbe*. Nov 17;10(5):497-506, 2011.
- 日本歯周病学会『歯周治療の指針 2022』, 医歯薬出版, 2022.
- Grant-Theule DA. Periodontal disease, diabetes, and immune response: a review of current concepts. *Journal of the Western Society of Periodontology/Periodontal Abstracts* . ;44(3):69-77,1996
- Sato K, *et al*. Obesity-Related Gut Microbiota Aggravates Alveolar Bone Destruction in Experimental Periodontitis through Elevation of Uric Acid. *mBio*.Jun 29;12(3):2021.
- 植田栄作 他「唾液分泌低下 その原因と唾液分泌低下に伴う口腔障害」『日本口腔科学会雑誌』52 巻 5 号：227-234, 2003.
- 柿木保明「口腔乾燥症の病態と治療」『日本補綴歯科学会雑誌』7：136-141, 2015.

- 南雲正男 編『口内炎，口腔乾燥症の正しい口腔ケア』医薬ジャーナル社，2001.
- 佐藤友彦「健常永久臼歯の瞬間的咬合力に関する研究」『日本補綴歯科学会雑誌』15 巻 2 号：291-303，1971.
- Farooq M, Sazonov E.: Automatic Measurement of Chew Count and Chewing Rate during Food Intake. *Electronics* (Basel). 5(4):62,2016.
- Fumiaki Sato,*et al*.:Teeth contacting habit as a contributing factor to chronic pain in patients with temporomandibular disorders. *Journal of Medical and Dental Sciences* ; 53: 103–109,2006.
- 菱川龍樹 他「睡眠時ブラキシズムの筋電図 %MVC 表示と最大咬合力の関係」『日本顎口腔機能学会雑誌』19：111-124，2013.
- Lu Y, Sobue *et al*.: Cigarette smoking, alcohol drinking, and oral cavity and pharyngeal cancer in the Japanese: a population-based cohort study in Japan. European Journal of Cancer Prevention. Mar;27(2):171-179, 2018.
- Figuero Ruiz E,*et al*.:Effects of the consumption of alcohol in the oral cavity: relationship with oral cancer. Medicina Oral. Jan-Feb;9(1):14-23,2004.
- Pramil N. Singh,*et al*.:Patterns of Maternal Tobacco Use Among Cambodian Women : Findings From a Nationwide Sample. *Asia-Pacific Journal of Public Health* published online 10 May 2013.
- 重石英生，杉山勝「Human Papillomavirus（HPV）感染と口腔癌の関係について ―最近の研究から」『口腔衛生会誌』67: 149–159, 2017.
- Busick TL,*et al*.:Preventing ultraviolet light lip injury: beachgoer awareness about lip cancer risk factors and lip protection behavior. *Dermatologic Surgery*. Feb;31(2):173-6,2005.
- 口腔扁平苔癬ワーキンググループ「口腔扁平苔癬全国調査に基づいた病態解析および診断基準・治療指針の提案」『日本口腔内科学会雑誌』第 21 巻 第 2 号：49-57, 2015.
- 中村誠司「口腔粘膜疾患における口腔検査の重要性」『日本口腔検査学会雑誌』第 10 巻 第 1 号，2018.
- 北迫勇一「酸蝕症の病態と臨床対応」『日本補綴歯科学会雑誌』7：142-147, 2015.
- Osaki Y,*et al*. :Prevalence and Trends in Alcohol Dependence and Alcohol Use Disorders in Japanese Adults; Results from Periodical Nationwide Surveys. Alcohol and Alcoholism. Jul;51(4):465-73,2016.
- Manarte P,*et al*. :Dental erosion in alcoholic patients under addiction rehabilitation therapy. *Medicina Oral, Patología Oral y Cirugía Bucal*. Aug 1;14 (8):e377-84,2009.
- Renton, C. Managing dental erosion. *BDJ Team* 1, 14109 (2015).
- K Fukai,*et al*.:Functional tooth number and 15-year mortality in a cohort of community-residing older people. Geriatrics & Gerontology International; 7:341-347,2007.
- Yamamoto T,*et al*.:Association between self-reported dental health status and onset of dementia: a 4-year prospective cohort study of older Japanese adults from the Aichi Gerontological Evaluation Study (AGES) Project. *Psychosomatic Medicine*.Apr;74(3):241-8,2012.
- 高田則雄「マイネルト基底核」『脳科学辞典』https://bsd.neuroinf.jp/wiki/マイネルト基底核，2019
- Lecrux C,*et al*.:Pyramidal cells and cytochrome P450 epoxygenase products in the neurovascular coupling response to basal forebrain cholinergic input. *Journal of Cerebral Blood Flow & Metabolism*.May;32(5):896-906.2012.
- 陽東藍，横越英彦『食品成分と脳機能の研究動向』51 巻 4 号：223-227, 2013.
- Yamamoto T,*et al*.:Dental status and incident falls among older Japanese: a prospective cohort study. *BMJ Open* ;2:e001262, 2012
- 日本国際保健医療学会『実践グローバルヘルス』杏林書院，2022.
- 柴沼晃「健康の政治的決定要因：注目される背景と研究の可能性」『日本健康教育学会誌』23 巻 1 号：53-55, 2015.
- Bernardini F, *et al*.:Beeswax as dental filling on a neolithic human tooth. PLoS ONE 7(9): e44904. 2012.
- Roopali Gupta1,*et al*. :Ayurveda in Dentistry: A Review. *Journal of International Oral Health* ; 7(8):141-143, 2015.
- 藤田尚「歯の人類学 縄文時代人の齲蝕 Dental Anthropology Dental Caries in the Jomon Peoples」『老年歯科医学』20 (3)：231-235, 2005

おわりに

　歯科医療技術の進歩は目覚ましく、むし歯や歯周病の治療で今まで不可能だったこともできるようになってきました。でも、どんなに上手に作られた人工の差し歯より天然の自分の歯の方が良いに決まっています。だから、この本では治療よりも予防を大切にしたいと繰り返して説明させていただきました。また、口のトラブルは全身のいろいろな病気と関係しているということも説明しました。

　もし僕が「遠くに住む親をどんな歯科に診てもらいたいか?」と質問されたら、ときどき歯のお掃除を手伝ってくれたり、食生活の指導をしてくれたりするような歯科だと答えます。治療技術は必ずしも重要ではありません。なぜなら、口のトラブルを防ぐような生活環境を指導し続けることはとても骨の折れる、最も重要な歯科の仕事だからです。

　読者のみなさん。生活指導までしてくれるコーチのような歯科衛生士や歯科医が、あなたの周りにきっといます。おいしいものはなぜか歯を悪くしやすい。それに歯や口を毎日ていねいにきれいにするってなかなか面倒。だからみなさんの歯科コーチは…ちょっと口うるさいかもしれません。みなさんの健康寿命(寝たきりなどではなくそこそこ元気に過ごせる寿命)を延ばすためについアツくなってしまうことをどうかご理解ください。

　最後になりましたが撮影に協力してくださった患者やスタッフのみなさん、貴重な資料を快く引用させてくださった団体・先生方に心より感謝を申し上げます。日本の歯科は、もっと楽しくなる可能性を秘めています。

2023年10月　堀口尚司

著者略歴

●**堀口尚司**（ほりぐち　しょうじ）

1994 年東京医科歯科大歯学部卒業、同大学院博士課程を修了。IADR（国際歯科研究学会）コルゲート賞初代受賞者。国家公務員共済組合連合会 虎の門病院勤務を経て、2006年、「スタッフ自身が通う歯科医院」をモットーに、ほりぐち歯科を大田区に開業。2023年品川区へ移転。一般歯科から、矯正治療・インプラント治療を含めた総合治療を手掛けるが、治療よりも予防を優先した診療スタイルを実践する。
東京医科歯科大学非常勤講師。昭和大学非常勤講師。

●**三上ゆう子**（みかみ　ゆうこ）

1994 年東京医科歯科大歯学部卒業、英国 Edinburgh 大（Community Dental Health） お よ び The Royal London Dental Hospital（Child Dental Health）留学。東京大学大学院医学系研究科国際地域保健学教室所属。歯科診療に加え、歯科衛生士専門学校にて予防歯科学・小児歯科学の学生講義を担当。

ようこそ！みんなの歯科ほけん室

2023 年 11 月 30 日　第 1 版第 1 刷発行

著　者	堀口尚司　三上ゆう子
発行者	今村栄太郎
発行所	㈱日本プランニングセンター
	〒 271-0064　千葉県松戸市上本郷 2760-2
	電話 047-361-5141（代）FAX 047-361-0931
	http://www.jpci.jp　e-mail：jpc@jpci.jp
装丁 および 本文メインイラスト	宮田志芳季
印刷・製本	モリモト印刷株式会社